ウルトラ図解

オールカラー 家庭の医学

おとなと子どもの頭痛

正しい知識と最新の情報でしつこい頭痛をコントロール

監修 清水 俊彦
東京女子医科大学
脳神経外科　頭痛外来　客員教授

法研

はじめに　～つらい頭痛は、正しい知識と適切な治療で克服できる～

風邪を引いたわけでもないのに、熱があるわけでもないのに頭が痛い…。そんなつらい症状が頻繁に起きているとしたら、それは慢性頭痛という病気かもしれません。わが国では、約4000万人もの人が慢性的な頭痛に悩まされているといいます。しかし、頭痛を病気として認識している人は少なく、「ただの頭痛だから…」とがまんしている人や、「どうせ治らないから……」とあきらめている人も多いのではないでしょうか？

慢性頭痛には「片頭痛」「緊張型頭痛」「群発頭痛」などといったタイプがあり、それぞれに応じた対処法や治療法があります。まずは、頭痛外来など頭痛の専門科を受診し、ご自身の頭痛がどのタイプなのかを知ることが重要なのですが、頭痛を訴えて受診する人はまだまだ少ないのが現状です。

その背景には、わが国では未だ「頭痛は病気ではない、がまんするもの」という風潮が強いことが挙げられます。たとえば、朝からひどい頭痛に悩まされていたとしても、熱がなければがまんして仕事に行くという人もいらっしゃるでしょう。あまりにも症状がつらいときは、「熱があるので……」などと言ってしまう人もいらっしゃるかもしれません。「頭痛がするので休みます」と言えない風潮が、わが国には残っているのです。

しかし、頭痛は治療を必要とするれっきとした病気です。症状がひどいときは無理をしてはいけませんし、何よりもきちんと診断を受けて、適切な治療を受けることが重要なのです。治療を受けることで症状は楽になり、仕事も日常生活もいきいきとこなせるようになるでしょう。

また、頭痛は大人だけの病気ではありません。子どもの頭痛の訴えは、ときに「学校や授業をサボる口実だろう」などと誤解されることがありますが、子どもにも片頭痛や緊張型頭痛といった頭痛が起こることがあります。子どもの片頭痛は症状が多彩で、頭痛よりも腹痛や下痢、吐き気などといった消化器症状が強く現れることもあります。保護者や学校の先生など周辺のおとなが子どもの頭痛を正しく理解しないと、子どもはつらい症状から解放されません。とくに片頭痛には遺伝性が認められるので、保護者が片頭痛に悩まされているというご家庭では、お子さんにもその体質が受け継がれている可能性が高いといえます。お子さんの訴えに真摯に耳を傾けてあげてください。

慢性頭痛は、おとなも子どもも、正しい知識と適切な治療でもって対処すれば克服することができます。本書では、慢性頭痛のタイプやメカニズム、治療法や日常生活での注意点などをくわしく解説しています。頭痛を病気として正しく認識していただき、まずは受診につなげる第一歩として、本書を役立てていただければ幸いです。

令和6年1月

東京女子医科大学 脳神経外科頭痛外来 客員教授　清水俊彦

第1章 4人に1人が悩む「おとなの頭痛」

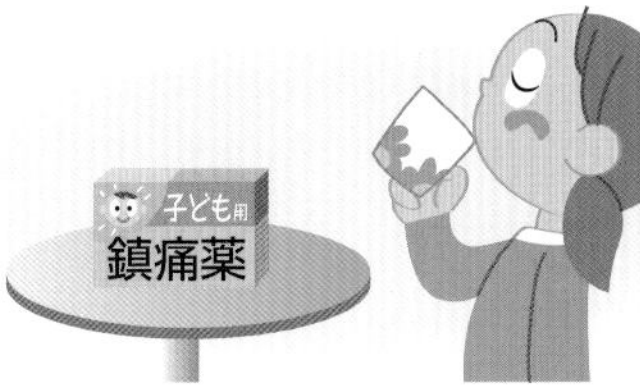

第3章 頭痛の診断と治療、薬との付き合い方

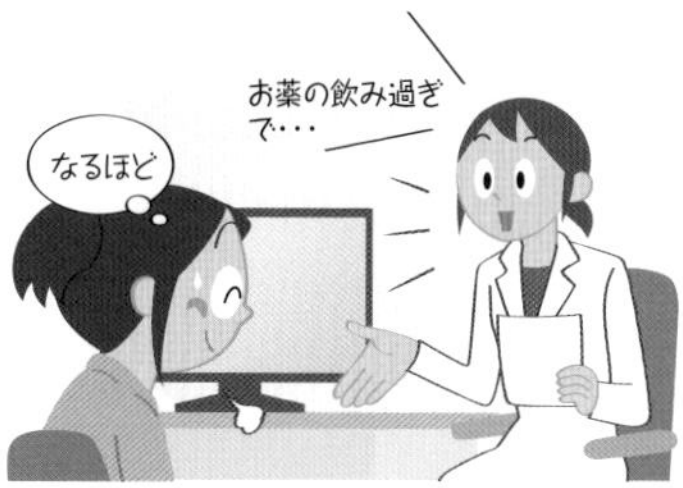

第4章 もう頭痛に困らない！みんなの生活術

【装丁・本文デザイン】㈱イオック
【図解デザイン・イラスト】コミックスパイラる／㈱イオック
【編集協力】アーバンサンタクリエイティブ／榎本和子

第1章

4人に1人が悩む「おとなの頭痛」

「一次性頭痛」、いわゆる慢性頭痛には、おもに「片頭痛」「緊張型頭痛」「群発頭痛」の3つのタイプがあり、いずれも治療が必要な病気です。また、頭痛には何らかの病気が原因で起こる「二次性頭痛」もあり、命にかかわる場合もあるので注意が必要です。

要注意！　命にかかわる頭痛もある

一次性頭痛と二次性頭痛

頭痛はごくありふれた症状の1つで、風邪を引いたとき、仕事などで根を詰めすぎたとき、寝すぎたときなどに、誰もが一度は経験している身近な症状です。医学的には、頭痛とは「頭部の一部あるいは全体の痛みの総称」とされていますが、頭痛を細かく分類すると実に300以上もの種類があり、原因も様々です。なかには命にかかわる危険なものもあるので、その見極めが重要になります。

危険な頭痛とそうでない頭痛を見極める最大のポイントは、「明らかな原因となる病気があるかどうか」です。これによって、頭痛は大きく2つの種類に分けることができます。

検査をしても原因となる病気が見つからないのに、頻繁に頭痛をくり返すものは「一次性頭痛」といいます。いわゆる「頭痛持ちの頭痛」はこれにあたり、「慢性頭痛」とも呼ばれます。片頭痛や緊張型頭痛などのタイプがありますが、いずれも命にかかわることはありません。しかし、日常生活や仕事に支障を来たすレベルの頭痛が頻繁に起こると、本人にとっては非常に不快で苦痛をもたらします。身体に異常はないからと軽視されたり、「持病だから仕方がない」と我慢しがちなのが大きな問題といえます。

一方、何らかの病気が原因で引き起こされる頭痛は、「二次性頭痛」といいます。くも膜下出血や脳梗塞、脳腫瘍や髄膜炎など、脳の病気を原因とするものが多く、こちらは発見・治療が遅れると命にかかわることもあります。急に起こった頭痛、これまでに経験したことのない激しい頭痛、発熱や手足の麻痺、しびれなどをともなう場合は、直ちに医療機関を受診する必要があります。

頭痛は大きく2種類に分けられる

一次性頭痛

- 検査をしても、原因となる病気が見つからない頭痛
- 数年以上、同じような頭痛を頻繁にくり返している
- 代表的な一次性頭痛は、片頭痛、緊張型頭痛、群発頭痛など
- 頭痛は腹痛や腰痛などと同様に症状の1つだが、一次性頭痛の場合、頭痛そのものが病気といえる
- たかが頭痛などと軽視せず、適切な治療や対処をしながら上手に付き合うことが大切

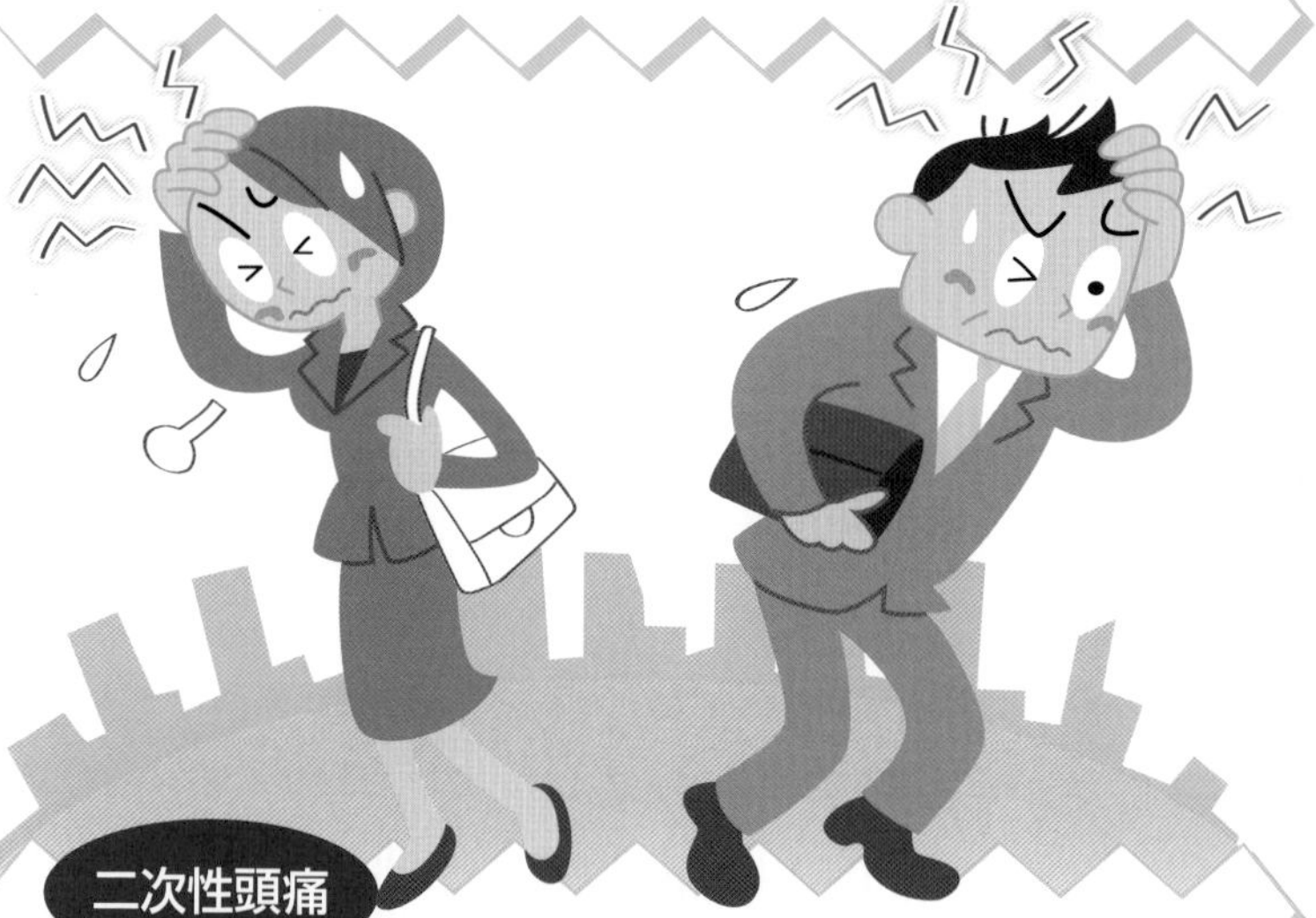

二次性頭痛

- 原因となる病気が特定できる頭痛
- 何らかの病気が頭痛という症状を引き起こしている
- 二次性頭痛を引き起こす代表的な病気は、くも膜下出血、脳出血、脳腫瘍、髄膜炎、外傷、感染症など
- 原因となる病気が治れば、頭痛は大幅に軽減あるいは消失する
- これまでに経験したことのない頭痛、急に激しい頭痛に襲われたときは、救急車を呼ぶなどして直ちに医療機関へ！

仕方も異なるので、まずは自分の頭痛のタイプをチェックしてみましょう。

(A)

こんな症状がありますか？

- 痛みは数時間～3 日は続く（子どもは 1 時間程度の場合も）
- 光や音、匂いに敏感になる
- 吐き気や嘔吐、下痢をともなう
- 月経前後、排卵日になると頭痛が起こる

※1つでも当てはまれば YES へ

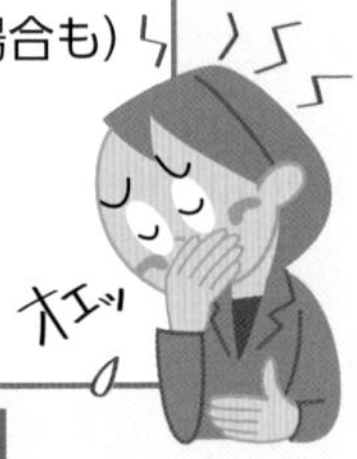

↓ 片頭痛の可能性が高い　22頁へ

↓ 緊張型頭痛の可能性が高い　26頁へ

(B)

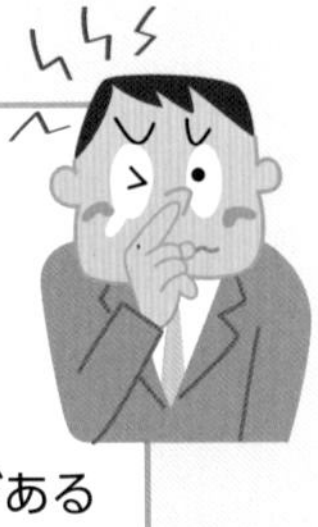

こんな症状がありますか？

- 痛みの発作は就寝後 1～2 時間程度である
- 片側の目の奥が痛み、いつも同じ側が痛む
- 痛む側の鼻が詰まったり、涙が出たりする
- 頭痛が起こる時期、時間帯が決まっていて、周期性がある

※1つでも当てはまれば YES へ

↓ 群発頭痛の可能性が高い　30頁へ

↓ 緊張型頭痛の可能性が高い　26頁へ

チャートで診断

あなたの頭痛はどのタイプ？

ひとくちに頭痛といっても、原因やタイプは様々です。それぞれ治療や対処の

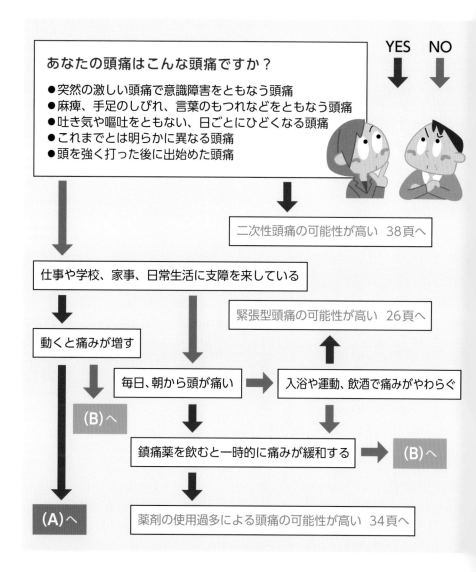

YES　NO

あなたの頭痛はこんな頭痛ですか？

- 突然の激しい頭痛で意識障害をともなう頭痛
- 麻痺、手足のしびれ、言葉のもつれなどをともなう頭痛
- 吐き気や嘔吐をともない、日ごとにひどくなる頭痛
- これまでとは明らかに異なる頭痛
- 頭を強く打った後に出始めた頭痛

二次性頭痛の可能性が高い　38頁へ

仕事や学校、家事、日常生活に支障を来している

緊張型頭痛の可能性が高い　26頁へ

動くと痛みが増す

毎日、朝から頭が痛い

入浴や運動、飲酒で痛みがやわらぐ

(B)へ

鎮痛薬を飲むと一時的に痛みが緩和する

(B)へ

(A)へ

薬剤の使用過多による頭痛の可能性が高い　34頁へ

日常生活で厄介な「一次性頭痛」

真剣に向き合えば、ＱＯＬも向上する

頭痛には、とくに原因となる病気が見つからない一次性頭痛と、原因となる病気が明らかな二次性頭痛があります。その割合は8対2で、圧倒的に多いのが一次性頭痛です。わが国では、約４０００万人の人々が一次性頭痛に悩まされているといいます。

しかし、一次性頭痛は、原因となる病気がないだけに軽視されがちです。「たかが頭痛、病気ではない」、「市販薬を飲んでやり過ごすしかない」などと、正しい診断や治療を受けないまま、何年も症状に悩まされ続けている人も多いのではないでしょうか？

実際に、一次性頭痛で定期的に通院して治療を受けている人は、全体の1割にも満たないといいます。

しかし、二次性頭痛は、原因となる病気の症状の1つとして頭痛が起こりますが、一次性頭痛は頭痛そのものが病気といえます。慢性的にくり返す頭痛が、日常生活や仕事に支障を来たしているとしたら、それはもう放置してはいけない、治療が必要な病気なのです。

一次性頭痛にも様々なタイプがあり、その代表ともいえるのが「片頭痛」、「緊張型頭痛」、「群発頭痛」で、「三大慢性頭痛」と呼ばれています。後頭神経痛や三叉《さんさ》神経痛といった「神経痛」も一次性頭痛に含まれ、それぞれ原因や対処の仕方が異なります。

また、もともと何らかの頭痛持ちで鎮痛薬の使用量が増えすぎると、「薬剤の使用過多による頭痛」という二次性頭痛を併発することもあります。

いずれにせよ、慢性的な頭痛を放置してはいけません。自分の頭痛の原因やタイプを正しく知り、適切に対処することが大切です。

「たかが頭痛」と侮ってはいけない、一次性頭痛

一次性頭痛のタイプ

片頭痛	女性に多くみられる頭痛。痛みの程度は日常生活に支障を来たすほどで、吐き気や嘔吐、下痢などをともなうことも。週1～2回から月1～2回くらいの頻度で痛みが起こる
緊張型頭痛	一次性頭痛のなかでも最も多いのがこのタイプ。肩や首のこりなど筋肉の緊張が主な原因で、精神的なストレスも影響する。1日中、ほぼ毎日、ダラダラと痛みが続く
群発頭痛	男性に多く、季節の変わり目など一定の時期に1～2ヵ月間集中して起こる。痛みはじっとしていられないほど強く、ほぼ毎日、決まった時間帯に15分～数時間続く
神経痛	後頭神経痛や三叉神経痛などがある。後頭神経痛は、後頭部の皮膚の神経痛で、自然に改善することが多い。三叉神経痛は頭というよりは顔の痛みで、眼や口の周囲に激痛を感じることが多い

●一次性頭痛は、それ自体がれっきとした病気。我慢はQOL※を低下させる

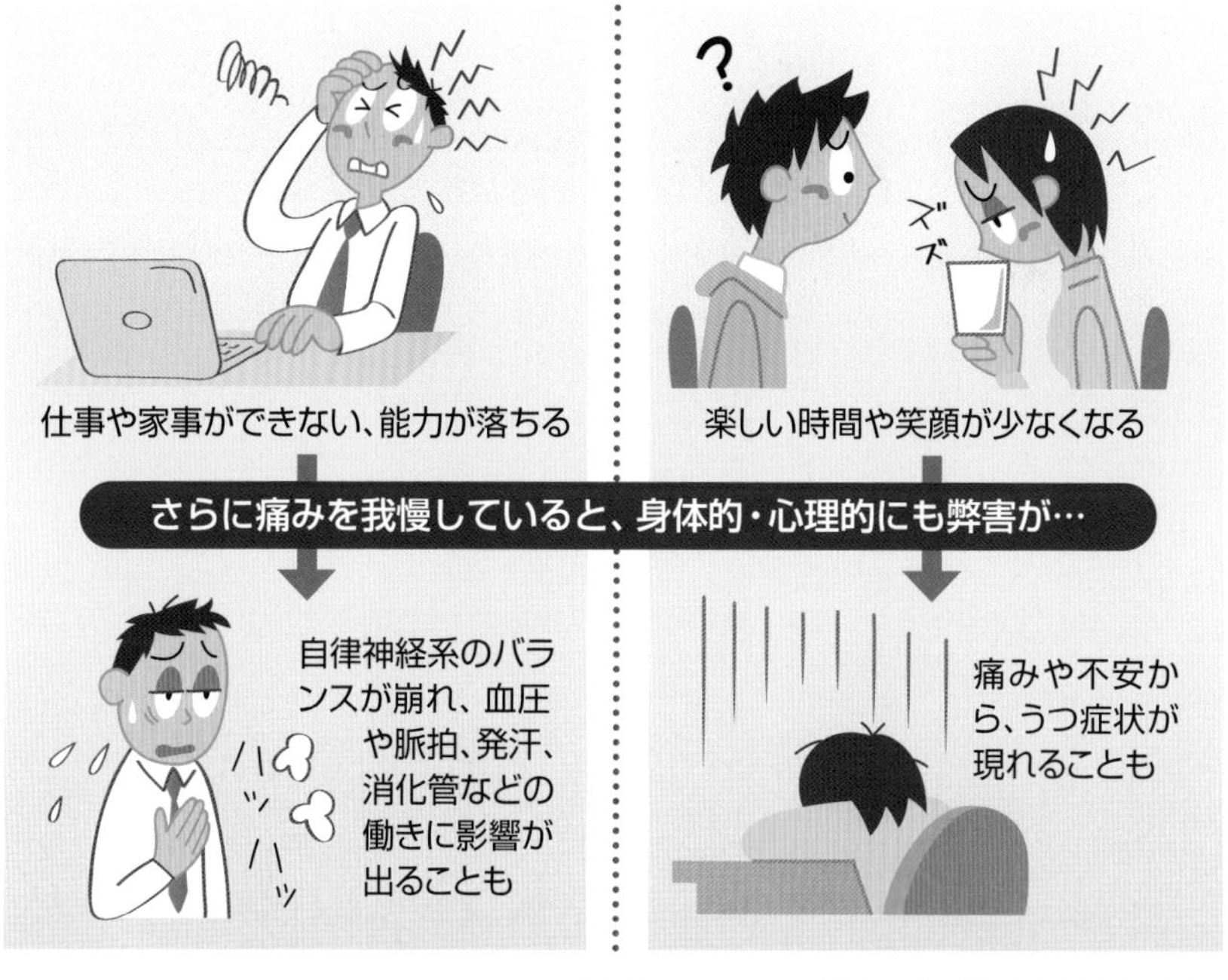
?
ズズ
仕事や家事ができない、能力が落ちる
楽しい時間や笑顔が少なくなる
さらに痛みを我慢していると、身体的・心理的にも弊害が…
自律神経系のバランスが崩れ、血圧や脈拍、発汗、消化管などの働きに影響が出ることも
ハッ
ハッ
痛みや不安から、うつ症状が現れることも

※QOL：quality of lifeの略で生活の質を意味する

気象変化の影響でも頭痛は起こる

一次性頭痛には、原因となる病気はありませんが、痛みを誘発するいくつかの因子がわかっています。気象の変化もその1つです。

慢性頭痛に悩まされる人のなかには、雨の日や台風が近づくと頭がズキンズキンと痛む、頭が重く感じるなどという人が少なくありません。これには、低気圧が影響していると考えられています。

気圧とは、空気の圧力のことです。私たちの体は常に気圧の影響（体外からの圧力）を受けていますが、体内にも外へ押し出す圧力があり、気圧に押しつぶされたり、逆に体が膨張したりしないよう自律神経がコントロールしています。

しかし、台風が近づいたり、雨が降ったりして急激に気圧が下がると、自律神経がバランスを崩し、コントロールがうまくいかなくなることがあります。すると、気圧の低下によって外からの圧力が弱まる分、体は微妙に膨張してむくみを生じます。むくみは脳の血管にも及ぶため、膨らんだ血管の周りに張り巡らされた三叉神経が刺激され、頭痛が起こるのです。この頭痛は、一次性頭痛のなかでも片頭痛であることが多いようです。

また、急激な気圧の変化で自律神経がバランスを崩し、交感神経の働きが過剰になると、血管の収縮や筋肉の緊張が強くなり、緊張型頭痛を引き起こすこともあります。

頭痛を誘発するのは気圧の変化だけではありません。春先や秋口の変化の激しい天候、季節外れの寒さや暑さなど、気温の急激な変化は、片頭痛と関係の深いセロトニンという脳内物質の分泌を不安定にさせます。結果、片頭痛を起こしやすくなるといわれています。

また、湿度の高い梅雨の時期は、汗が蒸発しにくく、体内に熱がこもって血管をむくませるため、片頭痛を引き起こす誘因になります。

気圧の低下が頭痛を誘発するメカニズム

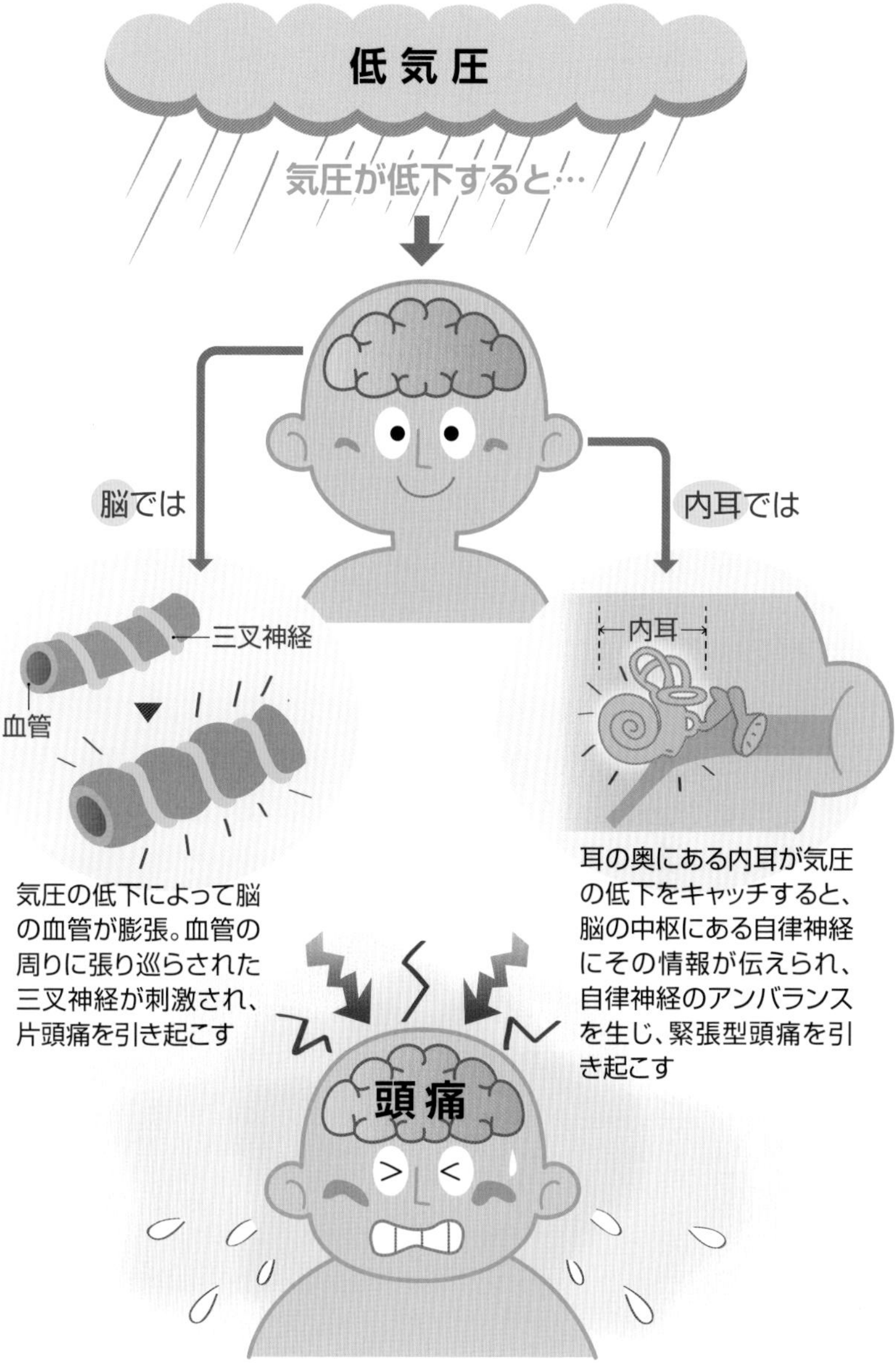
低気圧
気圧が低下すると…
脳では
内耳では
三叉神経
血管
内耳
気圧の低下によって脳の血管が膨張。血管の周りに張り巡らされた三叉神経が刺激され、片頭痛を引き起こす
耳の奥にある内耳が気圧の低下をキャッチすると、脳の中枢にある自律神経にその情報が伝えられ、自律神経のアンバランスを生じ、緊張型頭痛を引き起こす
頭痛

頭痛の発症は女性ホルモンとも関係する

一次性頭痛のなかでも、女性に多くみられるのが片頭痛ですが、そこには女性ホルモンという女性特有の原因があると考えられています。

女性ホルモンとは、卵巣から分泌されるホルモンで、エストロゲン（卵胞ホルモン）とプロゲステロン（黄体ホルモン）の2つの種類があります。女性の体では、これらのホルモンの分泌が増えたり減ったりすることで、約28日間の月経周期がつくられています。2つのホルモンのうち、片頭痛と関係しているのは、とくにエストロゲンです。

エストロゲンは、月経が終わると排卵に向けて増え始め、排卵前にピークを迎えます。そして、排卵と同時に急激に減少し、また少し増えて、月経が始まる前後に再び急減します。この排卵日直後、月経前や月経中のエストロゲンが急激に減少するタイミングで、片頭痛が起こることがあります。

エストロゲンの分泌が急激に減少するときは、脳内のセロトニンの分泌も不安定になります。その影響で脳の血管が拡張し、血管を取り巻く三叉神経が刺激されて片頭痛を引き起こすのです。

女性ホルモンの分泌は、妊娠・出産や閉経などによっても大きく変動します。妊娠中はエストロゲンの分泌が高い状態で安定しているので、女性ホルモンが関係する片頭痛は起こりにくくなります。ただし、出産後はエストロゲンの分泌も元に戻るので、片頭痛が再発したり、育児のストレスなどで出産前よりも片頭痛が悪化したりすることもあります。

また、女性の閉経をはさんだ前後10年間くらいを更年期といい、更年期に入るとエストロゲンの分泌が不安定になります。しかし、この年代になると加齢にともなう動脈硬化で血管が硬くなり、広がりにくくなります。三叉神経が刺激されることもないので、頭痛の症状は起こりにくくなりますが、めまいや耳鳴りなどの症状が目立ってくることがあります。

女性ホルモンの変動と片頭痛

月経周期とエストロゲン

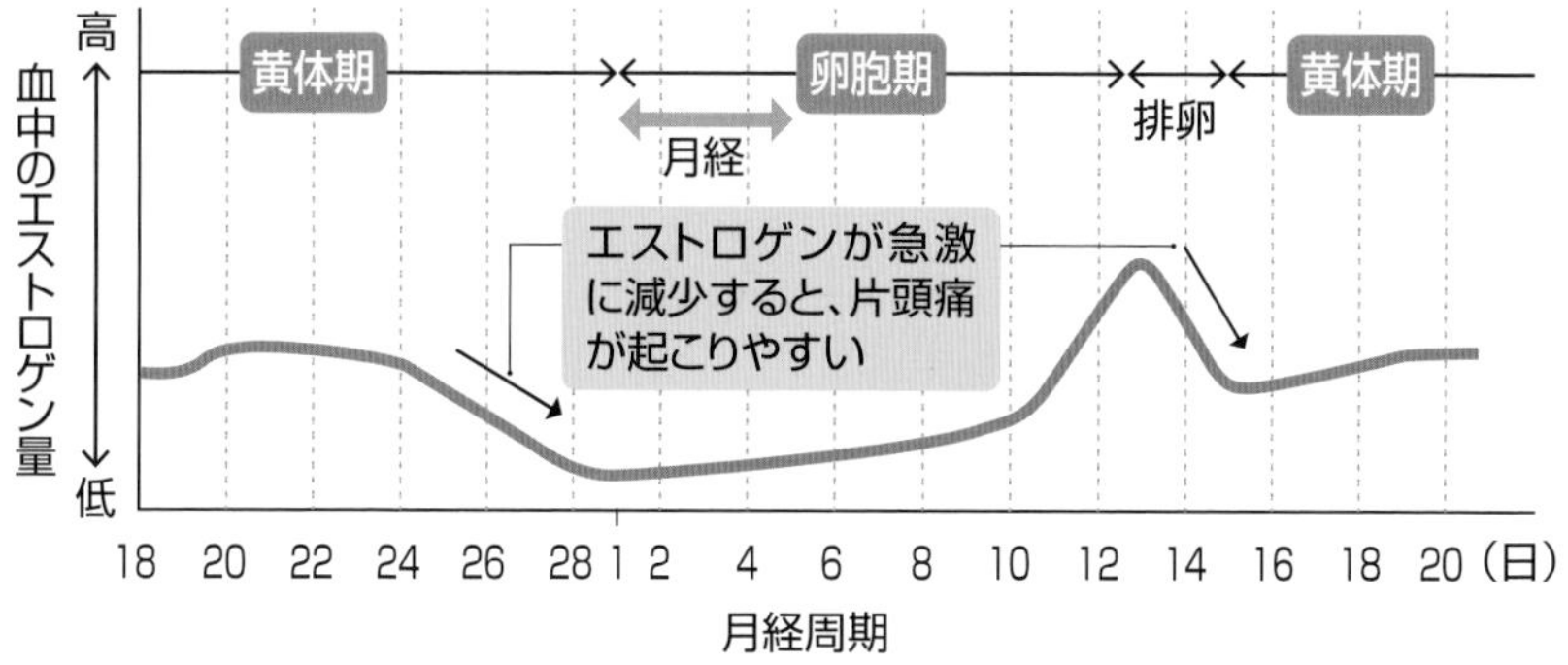

妊娠、出産、更年期とエストロゲン

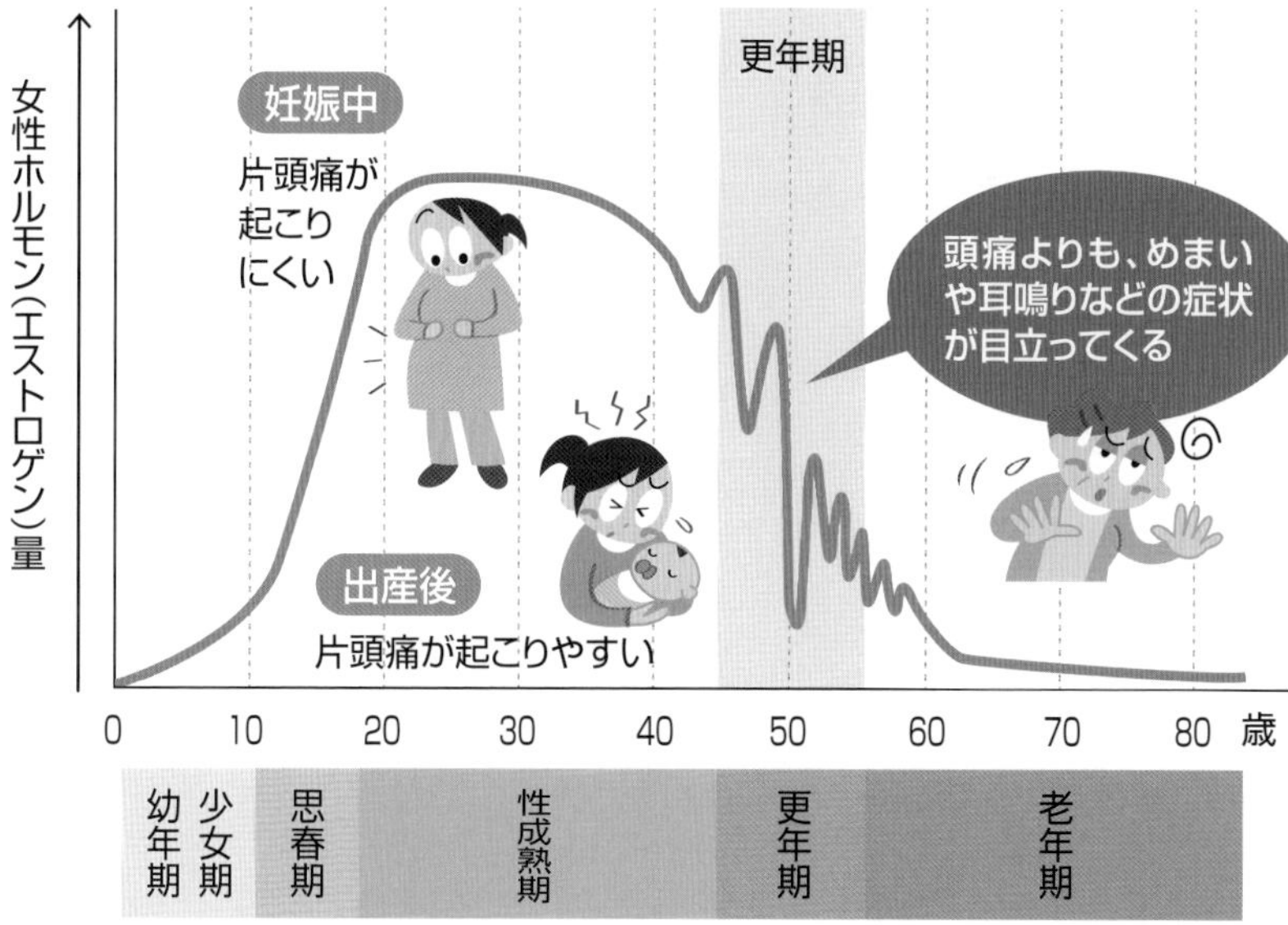

女性に多く、頭痛持ちの代表格「片頭痛」

ズキンズキンと拍動性の痛みが現れる

頭痛の種類や原因は様々ですが、ここからは代表的な頭痛について、それぞれの特徴をみていきましょう。

「片頭痛」は、いわゆる頭痛持ちの代表格ともいえる頭痛です。男女比が約1対4と女性に多くみられ、とくに20~40歳代の女性に集中しているのが特徴です。片頭痛というと、頭の片側だけが痛む頭痛だと思われがちですが、そうではありません。片側だけの場合もあれば、両側が痛む場合もあり、後頭部や頭全体に痛みを感じることもあります。

片頭痛の痛み方は、こめかみや目のあたりがズキンズキンと脈打つように強く痛むことが多いのですが、頭が締め付けられるように痛むこともあります。他の頭痛との見分け方としては、痛みが出ているときに頭を振ったり、体を動かすなどして頭の位置を変えると痛みが増すようなら、片頭痛の可能性が高いといえるでしょう。

痛みが出る頻度は、人によって様々です。通常は1カ月に1~2回、多い人では1週間に1~2回起こることもあります。痛みは突然起こることが多く、元気に楽しく過ごしているときに急に痛み出したり、睡眠中に起こることもあります。

頭痛が始まると、数時間から2~3日は痛みが持続し、歩く、しゃがむ、振り向くなどといった日常的な動作によって痛みは悪化します。吐き気や嘔吐、下痢などといった頭痛以外の症状をともなうことが多いのも、片頭痛の大きな特徴です。

また、片頭痛の場合、普段は気にならない程度の音や光、匂いなどに敏感に反応し、非常に不快に感じたり、頭痛を悪化させたりすることがあります。

片頭痛は頭痛以外の症状にも注意が必要

頭痛の頻度

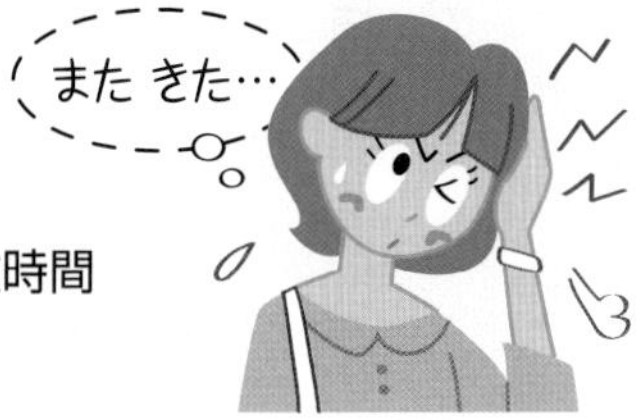
また きた…

- 発作的な痛みが1ヵ月に1～2回、多いときは1週間に1～2回起こる
- 痛みは1～2時間でピークに達し、数時間から2～3日続く

痛む場所と痛み方

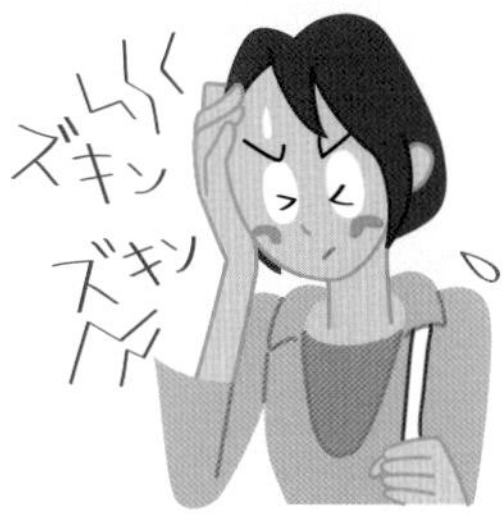
ズキン
ズキン

- こめかみから目のあたりがズキンズキンと脈打つように痛む
- 片側が痛むことが多いが、両側、後頭部、頭全体が痛むこともある
- 頭全体が締め付けられるように痛むこともある
- 頭や体を動かすと痛みが増す

頭痛以外の症状

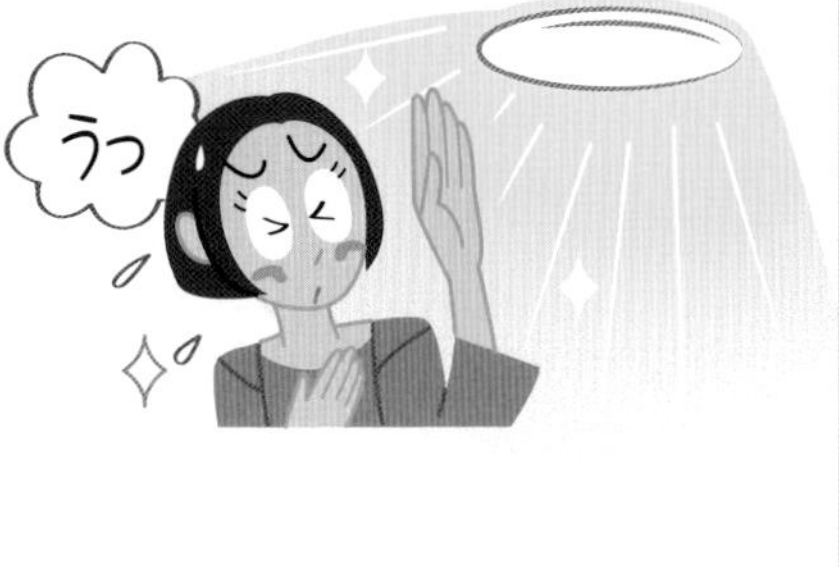
うっ

- 吐き気や嘔吐、下痢などをともなうことが多い
- テレビなどの音をいつもよりうるさく感じる
- 蛍光灯などの光をいつもよりまぶしく感じる
- 香水などの匂いをいつもより不快に感じる

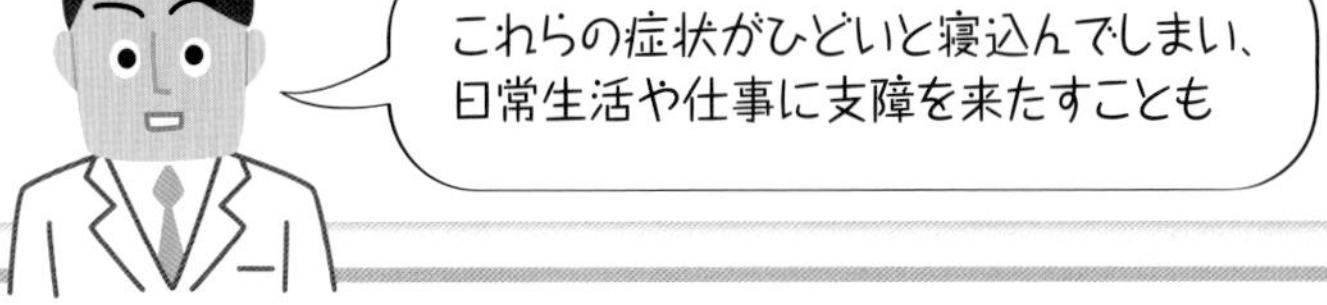
これらの症状がひどいと寝込んでしまい、
日常生活や仕事に支障を来たすことも

片頭痛の予兆と慢性化に要注意！

片頭痛は、体調の変化や外界からの刺激が引き金となり引き起こされます。そのメカニズムには、「セロトニン」という脳内物質が深く関わっています。

私たちの体は、過度なストレスを感じると、血中の血小板からセロトニンを大量に放出します。セロトニンには血管を収縮させる作用があり、血管は一気に縮んで血流が悪くなりますが、セロトニンが出尽くして枯渇すると、今度は反動で脳の血管が異常に拡張します。脳の血管には、三叉神経という痛みなどの感覚を伝える神経が張り巡らされており、脳の血管が異常に拡張すると三叉神経が圧迫・刺激され、痛みを生じるのです。三叉神経への刺激が持続すると、大脳にある嘔吐の中枢も刺激され、吐き気や嘔吐で動けなくなってしまうこともあります。

セロトニンが急に増えると、誰でも血管の収縮が起こりますが、片頭痛を持っている人はとくにこの反応が強く、血管の収縮が起こったときに急に肩や首のこりを感じたり、急に眠くなって生あくびが出たり、異常な空腹感を感じたりすることがあります。これらは血管が拡張して頭痛を生じる前に現れるので、片頭痛の予兆ともいえます。

また、頭痛が起こる前に、視界を遮《さえぎ》るように白く光るギザギザ模様のようなものが見えることがあります。これは「閃輝暗点《せんきあんてん》」と呼ばれる視覚前兆です。目に異常があると思われがちですが、これは脳の視覚を司る後頭葉の血流が低下した結果、神経細胞の虚血が起こるため生じるものです。

片頭痛が起きるときは、脳が異常な興奮状態に陥っていると考えられます。これを長年放置していると、脳は少しのことでも過敏に反応しやすくなり、片頭痛の症状が悪化したり、めまいや耳鳴り、イライラや睡眠障害などといったほかの症状を誘発する原因にもなります。

片頭痛のメカニズムと主な誘因

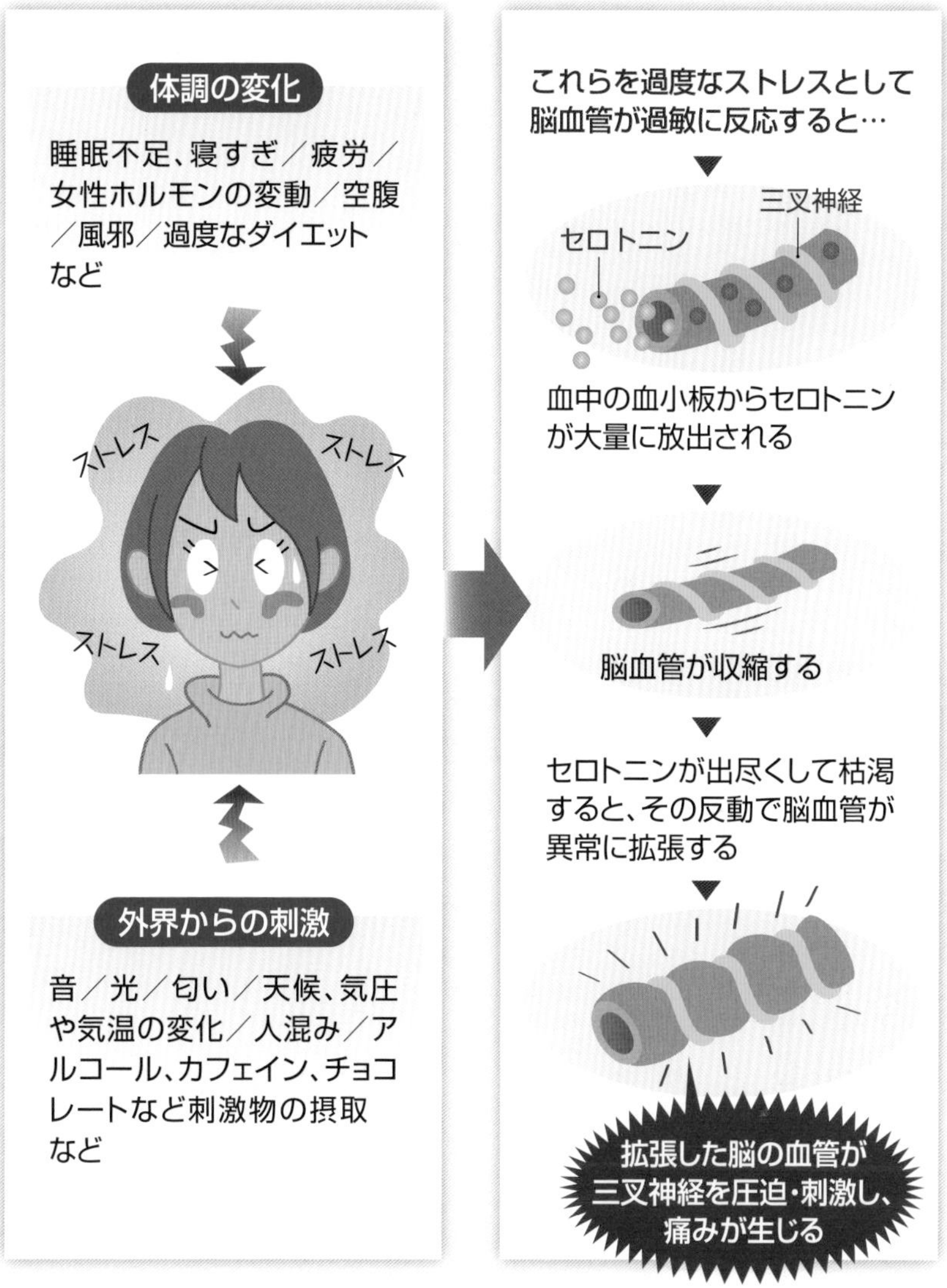
体調の変化
睡眠不足、寝すぎ／疲労／女性ホルモンの変動／空腹／風邪／過度なダイエットなど
ストレス
ストレス
ストレス
ストレス
外界からの刺激
音／光／匂い／天候、気圧や気温の変化／人混み／アルコール、カフェイン、チョコレートなど刺激物の摂取など
これらを過度なストレスとして脳血管が過敏に反応すると…
三叉神経
セロトニン
血中の血小板からセロトニンが大量に放出される
脳血管が収縮する
セロトニンが出尽くして枯渇すると、その反動で脳血管が異常に拡張する
拡張した脳の血管が三叉神経を圧迫・刺激し、痛みが生じる

ストレスが大きくかかわる「緊張型頭痛」

後頭部中心に鈍痛が現れる

「緊張型頭痛」は、一次性頭痛のなかでも最も患者数が多いとされる頭痛です。男女比は約3対7で、片頭痛ほどではありませんが女性に多くみられます。緊張型頭痛には運動不足や悪い姿勢、それによる血流の悪化が大きく関わっており、従来は筋力が低下し、肩こりしやすい中高年に多い頭痛でした。しかし、近年はパソコンやスマホの普及により、デスクワーク中心の人や、長時間ゲームをしたり、動画を見たりする若い世代にも増えています。

緊張型頭痛の特徴は、重く鈍い痛みがほぼ毎日のように続くことです。後頭部を中心に頭全体を何かに締め付けられているように痛むため、「西遊記に出てくる孫悟空の輪を頭にはめられているよう」と表現されることもあります。

この痛みは、頭のまわり、首筋から肩、背中にかけての筋肉の緊張によって、血行が悪くなることで生じます。そのため、多くの場合、頭痛はひどい肩こりや首筋のこりとセットで起こります。そのほかにも、眼精疲労、ふらつきやフワフワするようなめまい、全身のだるさをともなうこともあります。

緊張型頭痛の痛みは、いつともなく始まり、だらだらと続くことが多いのですが、仕事や家事などで疲れがたまってくる午後から夕方にかけて、痛みが増す傾向があります。また、痛みというよりは、頭が重いと感じる人も多いようです。ただ、いずれも片頭痛のような激しい痛みではありませんし、吐き気をともなったり、体を動かすことで悪化したりすることはまれです。首や肩を軽くストレッチすることで痛みが少し和らぐようならば、緊張型頭痛の可能性が高いといえます。

緊張型頭痛は重く鈍い痛みと肩こりがセットで起こる

頭痛の頻度

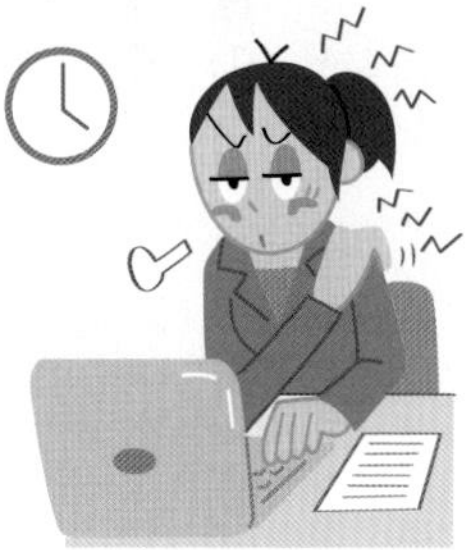

- 重く鈍い痛みがいつともなく始まり、毎日だらだらと続く
- 午後から夕方にかけて、痛みが増す傾向がある

痛む場所と痛み方

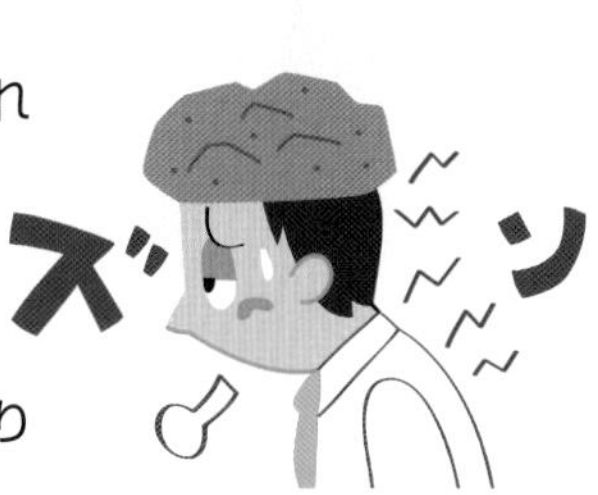
ズン

- 後頭部を中心に頭全体が締め付けられるように痛む
- 片頭痛のような激しい痛みではなく、重く鈍い痛み
- 頭が重いと感じることもある
- 首や肩を軽くストレッチしたり、温めたりすると痛みが和らぐ

頭痛以外の症状

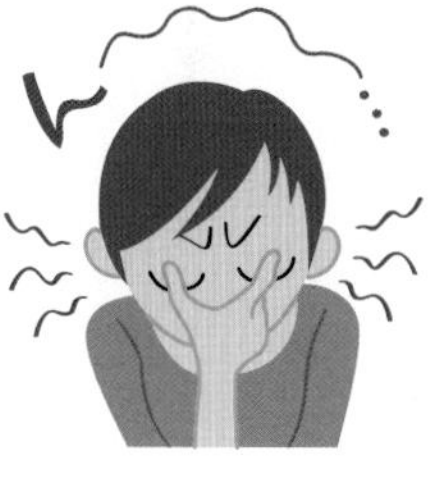

- 肩こりや首筋のこりと頭痛がセットで起こる
- 眼精疲労
- ふらつきやフワフワするようなめまい
- 全身のだるさ

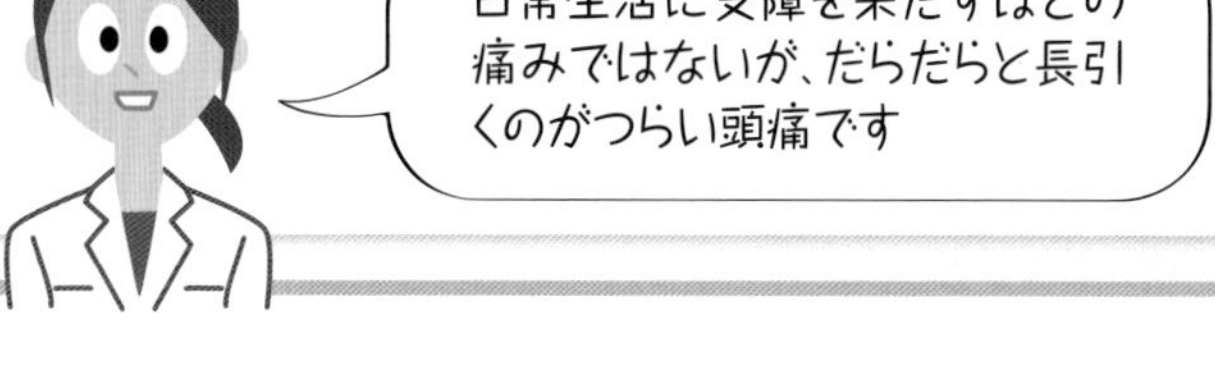
日常生活に支障を来たすほどの痛みではないが、だらだらと長引くのがつらい頭痛です

緊張型頭痛の原因と対処

緊張型頭痛は、頭の両側にある「側頭筋群《そくとうきんぐん》」、頭の後ろから首にかけての「後頭《こうとう》下《か》筋群《きんぐん》」、肩から背中にかけての「僧帽筋群《そうぼうきんぐん》」といった頭のまわりの筋肉の緊張によって起こります。筋肉が過度に緊張すると、筋肉内の血管が収縮し、血流が悪くなります。血流が滞った血管内には乳酸やピルビン酸などの老廃物がたまりやすくなり、この老廃物が筋肉内の神経を刺激し、持続性の鈍い痛みを生じるのです。

筋肉の過度な緊張を招く誘因として、最も典型的なのは不自然な姿勢です。長時間のデスクワークや車の運転のほか、うつむき姿勢でのスマホ操作、就寝時の合わない枕なども、不自然な姿勢を続けることになり、筋肉を過度に緊張させます。重いバッグをいつも同じ側の肩や腕にかけて持ち歩く、長時間ハイヒールで歩く、常に脚を組む、猫背、あぐら、横座り、横になったときの肘枕なども要注意です。何気ない習慣やクセから慢性的な血行障害に陥っている可能性があります。

また、運動不足や体の冷え、裁縫や編み物など目を酷使する作業も、筋肉の緊張や血管の収縮を起こさせる元凶です。

これらはいわゆる身体的ストレスといわれるものですが、一方で、実は精神的ストレスも緊張型頭痛の大きな誘因になります。不安や悩みが強いと自律神経が乱れ、筋肉の緊張や血管の収縮が起こりやすくなるのです。神経質な人、マイナス思考が強い人、気分転換が苦手な人などは、緊張型頭痛になりやすいといえます。

以上のように、緊張型頭痛の誘因の多くは、生活習慣にあります。日頃から正しい姿勢や適度な運動を心がけること、症状が現れる前にストレッチなどで筋肉の緊張をほぐすこと、さらにはストレスをためない、たまったストレスは上手に解消することが緊張型頭痛の予防につながるということです。

緊張型頭痛のメカニズムと主な誘因

身体的ストレス

- 長時間のデスクワークや車の運転
- うつむき姿勢でのスマホ操作
- 就寝時の合わない枕
- 重いバッグをいつも同じ側の肩や腕にかけて持ち歩く
- 長時間ハイヒールで歩く
- 脚を組む、あぐら、横座り、猫背、肘枕などのクセがある
- 運動不足　●目を酷使する
- 体の冷え　など

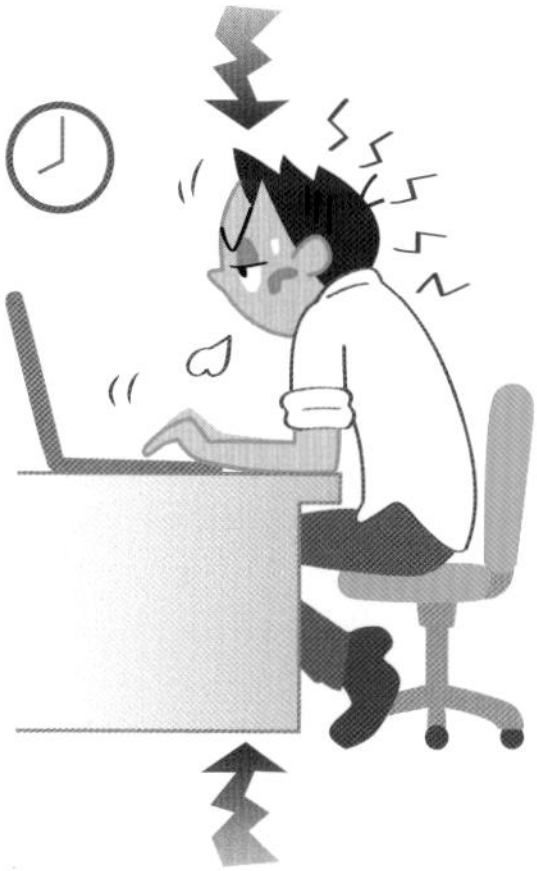

精神的ストレス

- 不安や悩みが強い
- 神経質で緊張しやすい
- マイナス思考が強い
- 気分転換（ストレス解消）が苦手　など

これら心身のストレスから筋肉が過度に緊張すると…

▼

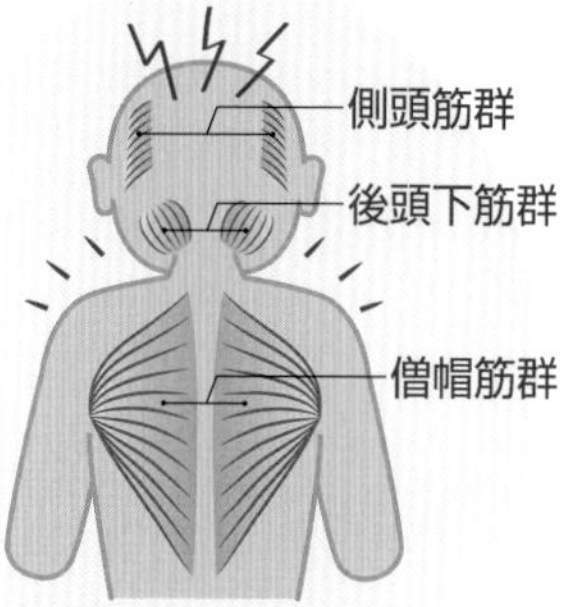

緊張型頭痛の症状に影響している筋肉

筋肉が硬くなり、筋肉内の血管が収縮する

▼

筋肉内の血流が悪くなり、乳酸やピルビン酸などの老廃物がたまりやすくなる

▼

老廃物が神経を刺激し、痛みを生じる

一次性頭痛の中でも長く続く「群発頭痛」

激しい痛みに襲われる

「群発頭痛」は、ある特定の時期に集中して激しい痛みが起こる頭痛です。男女比は約5～10対1と圧倒的に男性に多く、とくに20～40歳代の働き盛りの男性に多くみられます。

群発頭痛の痛みの現れ方は、非常に特徴的です。まず、群発頭痛が起こる頻度は年に1～2回と少ないのですが、痛みの発作が始まると1～2ヵ月間はほぼ毎日、片側の目の奥が激しく痛みます。発作が起こる時期や毎日の起こる時間帯は、人によってだいたい決まっており、時期として多いのは春先や秋口など季節の変わり目、時間帯は就寝1～2時間後や明け方に起こることが多いようです。

このように、毎年決まった時期に、毎日決まった時間帯に激痛発作が起こるというのが群発頭痛の特徴ですが、痛みは必ず片側、しかも同じ側にしか起こらないというのも大きな特徴です。

群発頭痛の痛みは激烈で、一次性頭痛のなかでも群を抜いています。「目の奥を火箸でえぐられるような」、「燃えるような」、「突き刺されるような」などと表現する人もいます。あまりの痛さにのたうちまわったり、頭を壁に何度も打ち付けたりすることもあるといいます。このような激痛は1時間前後続きますが、その後は何事もなかったかのように痛みは引いていきます。痛み以外の症状としては、頭痛と同じ側の目や鼻に、涙、目の充血、鼻水、鼻詰まり、まぶたの腫れなどといった症状が現れます。頭痛と同じ側の額を中心に顔面が赤く腫れたり、顔面に異常に汗をかくこともあります。また、激痛発作が怖くて眠れなくなり、睡眠障害を訴えるケースも少なくありません。

激痛発作は決まった時期・時間帯に片側だけに現れる

頭痛の頻度

- 毎年決まった時期に1～2回、1～2ヵ月間ほぼ毎日、決まった時間帯に発作が起こる
- 時期として多いのは春先や秋口など季節の変わり目
- 時間帯として多いのは就寝1～2時間後や明け方
- 痛みが起こっている「群発期」と、症状が治まっている「間欠期」をくり返す

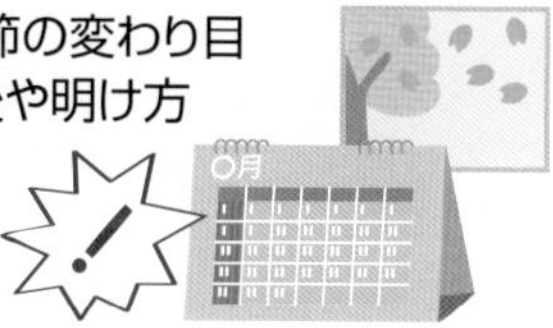

痛む場所と痛み方

- 必ず片側で、いつも同じ側に痛みが起こる
- 痛みが両側に起こることはない
- 目の奥をえぐられるような激烈な痛みが起こる
- 激痛発作は1時間前後続き、その後は何事もなかったかのように痛みが引く

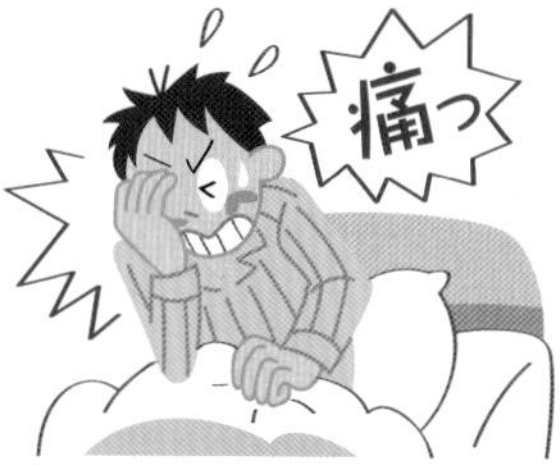

頭痛以外の症状

- 頭痛と同じ側の目や鼻に症状が出る
- 涙、充血、まぶたの腫れ、まぶたの下垂（垂れ下がる）
- 鼻水、鼻詰まり
- 頭痛と同じ側の額を中心に顔面が赤く腫れる
- 顔面に異常に汗をかく
- 激痛や激痛への不安・恐怖から不眠になることも

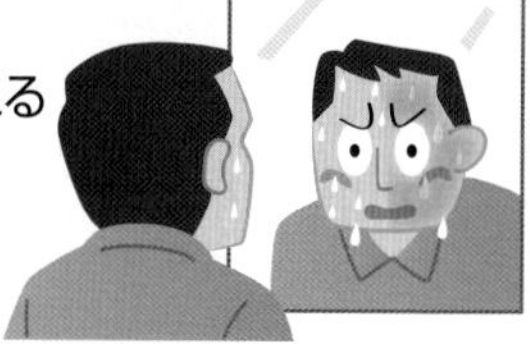

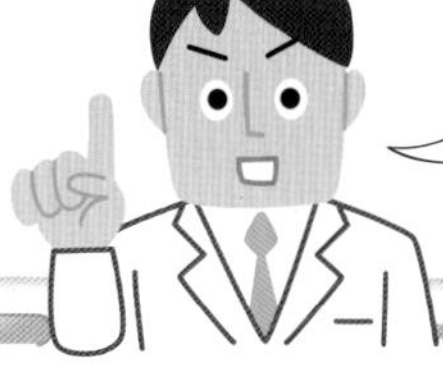

群発期に起こる頭痛は痛みの恐怖からパニック症状に陥る人も少なくなく、日常生活への影響がとても大きい頭痛です

群発頭痛が起こったときの対処

群発頭痛は、目の奥にある内頸動脈《ないけいどうみゃく》という太い血管の周囲にある海綿静脈洞という静脈のネットワークに、何らかの刺激によって浮腫や炎症が生じて痛みが起こると考えられています。炎症を起こす根本的な原因やメカニズムは明らかではありませんが、群発頭痛は一定の時期、決まった時間帯に起こることから、「体内時計」の関与も考えられています。

体内時計とは、睡眠と覚醒、活動と休息のリズムをコントロールする機能のことで、私たちの体にもともと備わっています。体内時計は脳の視床下部にあり、1日24時間のリズムに体のリズムを合わせるようコントロールしています。群発頭痛では、この体内時計に狂いが生じ、その情報が海綿静脈洞に分布する三叉神経に伝わることで浮腫や炎症を起こしますす。このため目の奥の痛みなど諸症状を引き起こすのではないかと考えられるのです。

そのほかにも、体内に潜んでいる帯状疱疹ウイルスが活性化し、三叉神経を刺激して痛みを生じさせているのではないかという説や、群発頭痛は圧倒的に男性に多いことから、男性ホルモンの関与なども指摘されています。

群発頭痛は原因がわかっていないため、予防が難しいというのが現状ですが、夜ふかしや昼夜逆転などの不規則な生活、飲酒、喫煙が発症の引き金になったり、症状を悪化させたりすることは確かなようです。

また、群発頭痛の痛みには、通常の鎮痛薬は効きません。群発頭痛が疑われる場合は、自己判断で市販薬を使用せず、すみやかに医療機関を受診してください。ただ、群発頭痛はとても稀な病気です。片頭痛の人が群発頭痛を併発することもあり、正しい診断に行き着くのが難しい場合があります。できれば頭痛外来など、頭痛の専門医を受診することをおすすめします。

群発頭痛のメカニズムと主な誘因

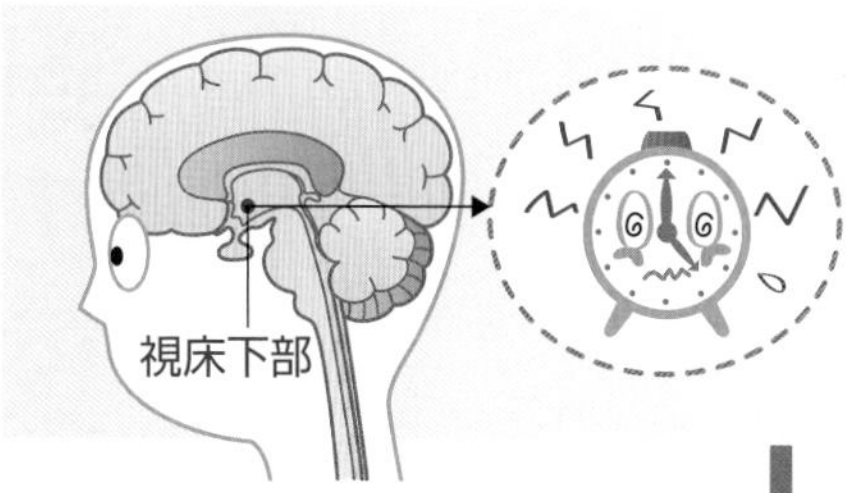
視床下部

❶ 脳の視床下部にある体内時計に乱れが生じる

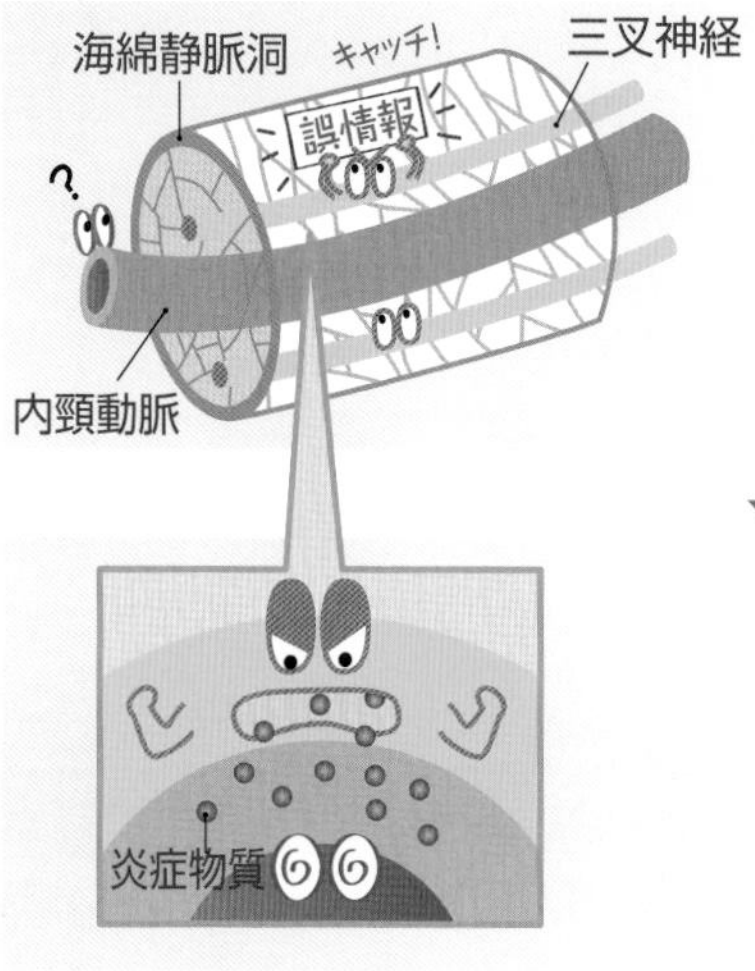
海綿静脈洞
キャッチ!
三叉神経
誤情報
内頸動脈
炎症物質

❷ 脳の内頸動脈の周囲の海綿静脈洞に分布する三叉神経に誤った情報が伝わる

❸ 三叉神経が炎症物質を放出。内頸動脈の血管壁や静脈洞の細かい静脈に炎症が起こる

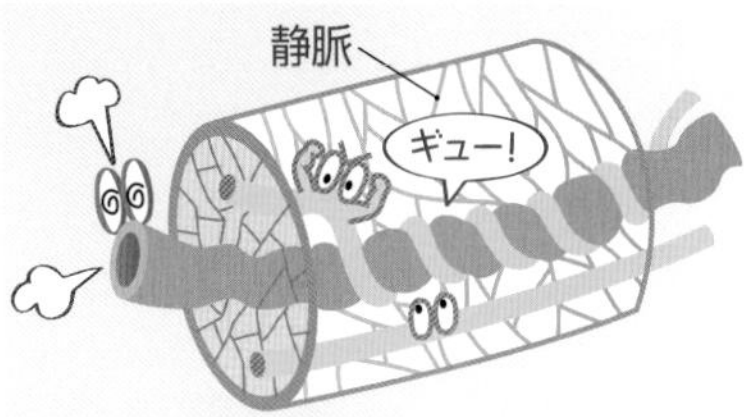
静脈
ギュー!

❹ 内頸動脈や周囲の静脈が拡張し、三叉神経が刺激されて痛みを生じる

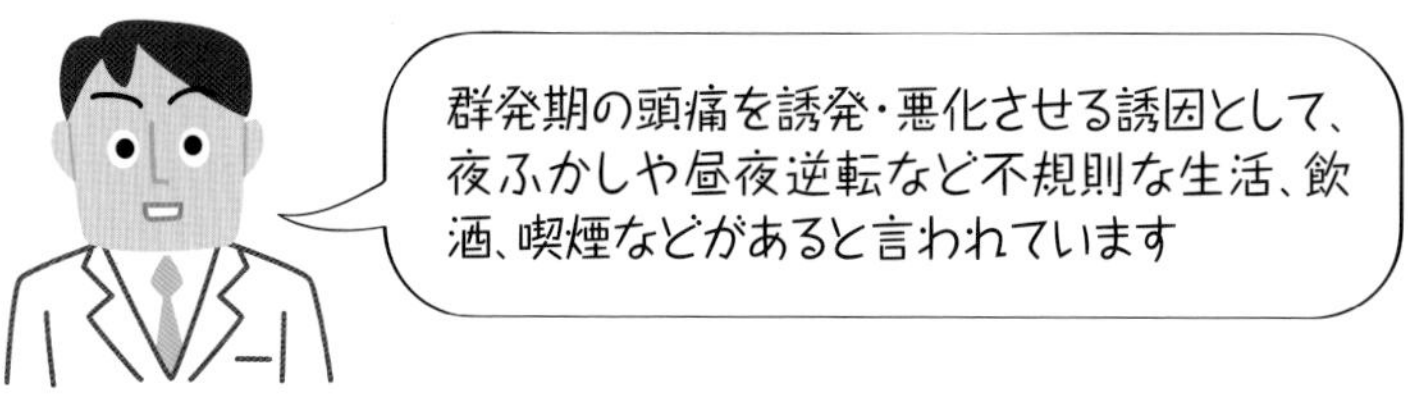
群発期の頭痛を誘発・悪化させる誘因として、夜ふかしや昼夜逆転など不規則な生活、飲酒、喫煙などがあると言われています

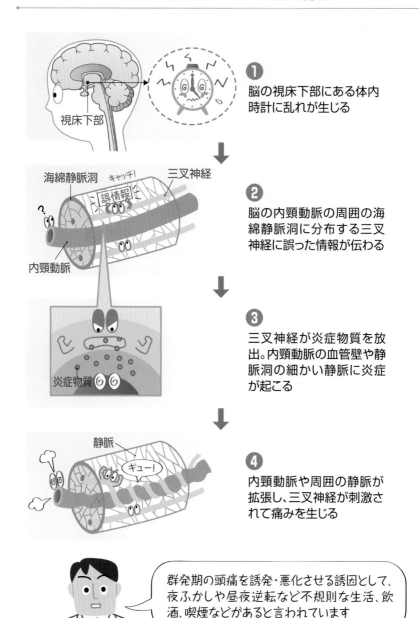

薬剤の使用過多による頭痛

頭痛を鎮めようと薬に頼り過ぎると……

頭痛持ちの人のなかには、市販の鎮痛薬を常用しているという人も多いことでしょう。では、そのような人は、どのくらいの頻度で薬を使用しているのでしょうか？　また、その薬はどのくらい効いているのでしょうか？

「月に10回以上、市販薬を飲んでいる」という人がいたら、それは明らかに飲みすぎです。「効果がすぐに切れてしまうので朝、昼、晩と1日3回、ほぼ毎日薬を飲んでいる」という人は、すでに薬に依存している可能性があります。

実は、最近増えている頭痛に、「薬剤の使用過多による頭痛」というものがあります。片頭痛や緊張型頭痛の人が、市販の鎮痛薬などを過剰に使用することで頭痛の頻度が増え、さらにひどい頭痛を招くのが薬剤の使用過多による頭痛です。

たとえば、頭が痛くなり、鎮痛薬を服用するとします。薬が効いている間は痛みが治まっていますが、効果が切れてくると、再び頭が痛くなります。我慢できずに、また鎮痛薬を服用する。最初は月に1～2回の服用ですんでいたのが、気づけば毎日のように、しかも朝、昼、晩と1日3回飲まずにはいられなくなるというのが、典型的なパターンです。

薬剤の使用過多による頭痛になると、これまでよりも痛みに敏感になり、さらに薬を手放せなくなるという悪循環に陥ります。また、常に頭痛があるので、もともとあった頭痛が片頭痛なのか、緊張型頭痛だったのか、わからなくなってしまうのも大きな問題です。薬剤依存に陥らないためには、鎮痛薬は多くとも月10回までの服用にとどめるべきです。

薬剤の使用過多による頭痛はこうして陥る

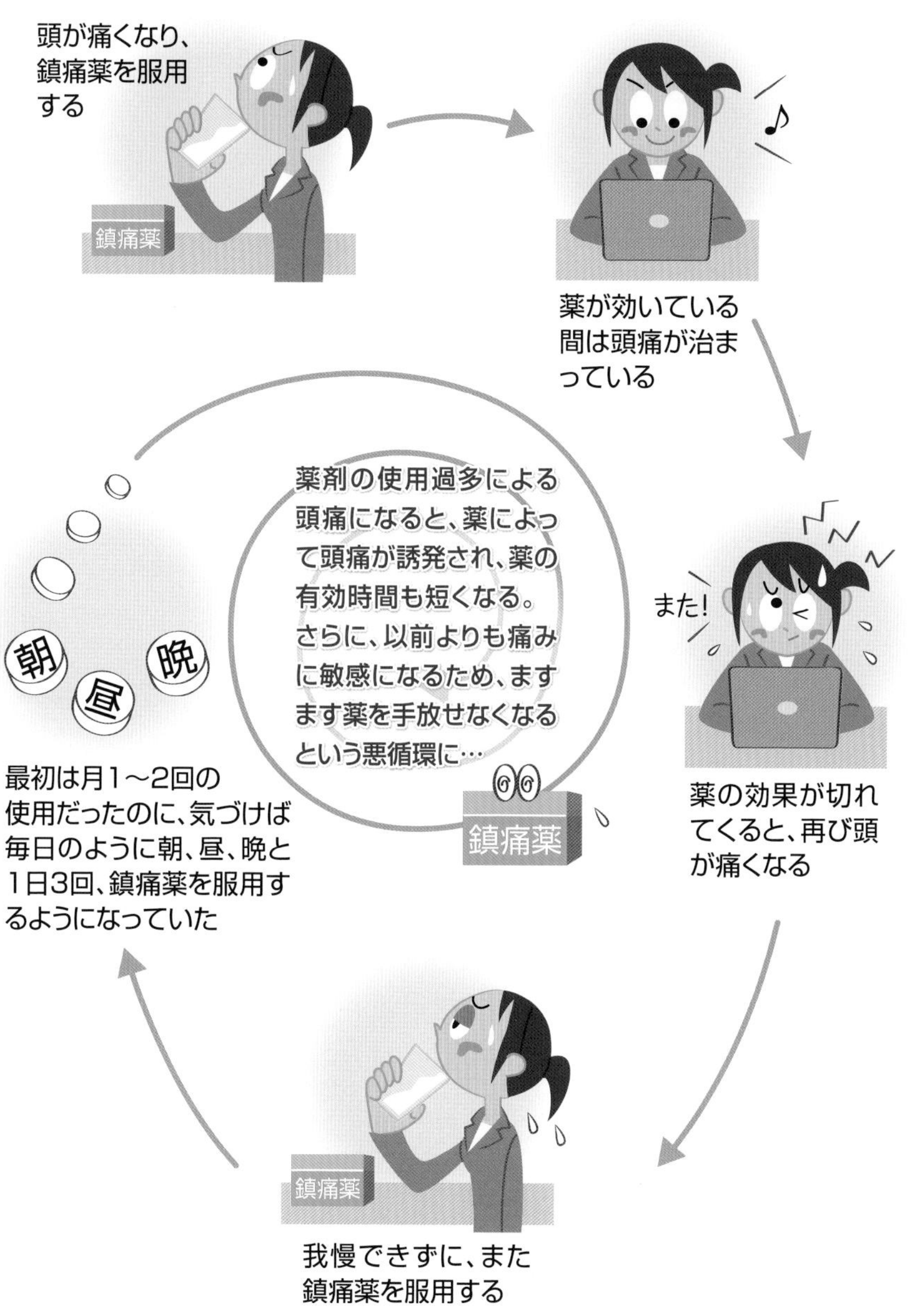
頭が痛くなり、鎮痛薬を服用する
鎮痛薬
薬が効いている間は頭痛が治まっている
また!
薬の効果が切れてくると、再び頭が痛くなる
鎮痛薬
我慢できずに、また鎮痛薬を服用する
朝
昼
晩
最初は月1～2回の使用だったのに、気づけば毎日のように朝、昼、晩と1日3回、鎮痛薬を服用するようになっていた
薬剤の使用過多による頭痛になると、薬によって頭痛が誘発され、薬の有効時間も短くなる。さらに、以前よりも痛みに敏感になるため、ますます薬を手放せなくなるという悪循環に…
鎮痛薬

近年増えている頭痛もある

マスク頭痛、テレワーク頭痛、コロナストレス頭痛

2020年春、新型コロナウイルス感染症の世界的な大流行が始まり、私たちは3年以上に渡る〝コロナ禍〟というものを経験しました。実は、このコロナ禍に関連するストレスは予想以上に大きく、ストレスが誘因となる片頭痛や緊張型頭痛を新たに発症したり、もともと持っていた頭痛をこじらせたりする人が増えています。

コロナ禍が収束しても、不安を拭えないという人は少なくありません。この不安や恐怖はセロトニンを大量に消費するため、脳内のセロトニンが不足して片頭痛を引き起こすことがあります。俗にいう「コロナストレス頭痛」です。

コロナ禍には、「マスク頭痛」と呼ばれるものも登場しました。マスクの着用義務は原則としてなくなりましたが、マスクを着用していると、自分が吐いた息を吸うことになります。結果として、二酸化炭素を多く含んだ空気を吸うことになり、脳の血管は二酸化炭素過多になってしまいます。二酸化炭素には血管を拡張させる働きがあるため、片頭痛が起こりやすくなるのです。また、マスクを固定するために耳にかけるゴム。このゴムに脳の側頭筋が引っ張られて負担がかかると、側頭筋の血流が悪くなり、緊張型頭痛を引き起こすことがあります。

「テレワーク頭痛」といって、コロナ禍で急速に増えたテレワークも、頭痛の原因になることがあります。自宅に事務用のデスクと椅子があればよいのですが、リビングやダイニングのテーブルでのデスクワークは猫背になりがちです。結果、筋肉が緊張し、緊張型頭痛を招きます。

コロナ禍のストレスが引き起こす片頭痛と緊張型頭痛

コロナストレス頭痛

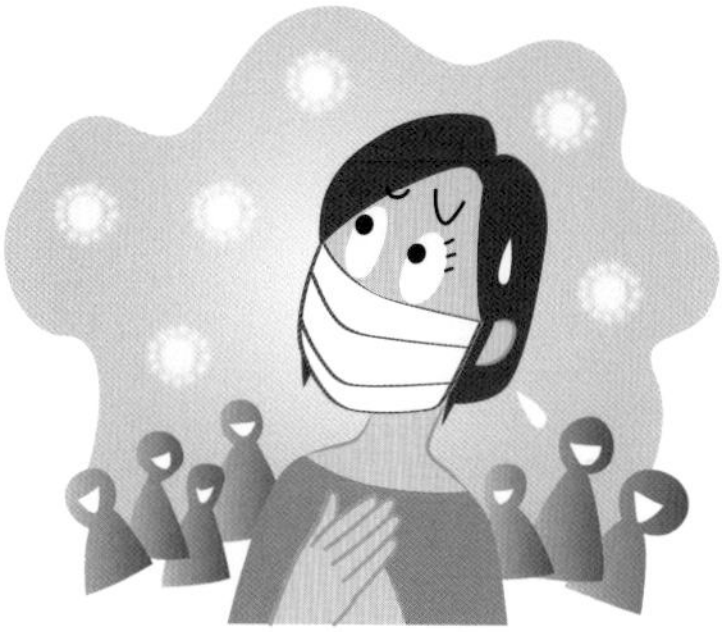

- 感染への不安や恐怖が片頭痛を引き起こす
- 長期に渡った自粛生活で筋力が低下し、緊張型頭痛が起こりやすくなった
- 家事や育児の負担に加えて、家族がテレワークになり、負担が増大。ストレスから片頭痛が悪化

マスク頭痛

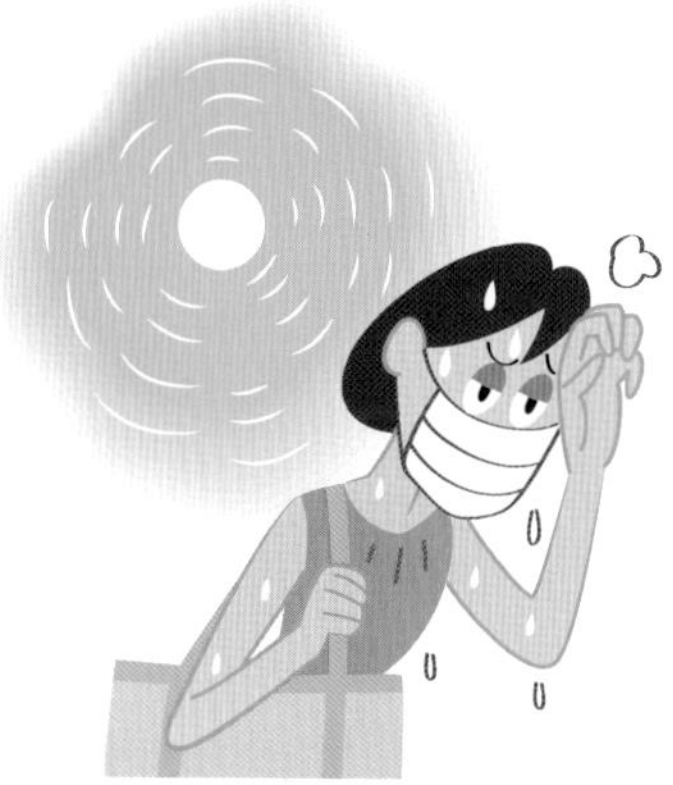

- マスク着用による「二酸化炭素過多」が脳の血管を拡張させ、片頭痛を引き起こす
- 暑い時期のマスク着用による呼気温度の上昇は、脳の血管を拡張させ、片頭痛を引き起こす
- マスクの耳にかけるゴムは側頭筋に負担をかけるため、緊張型頭痛が起こりやすい

テレワーク頭痛

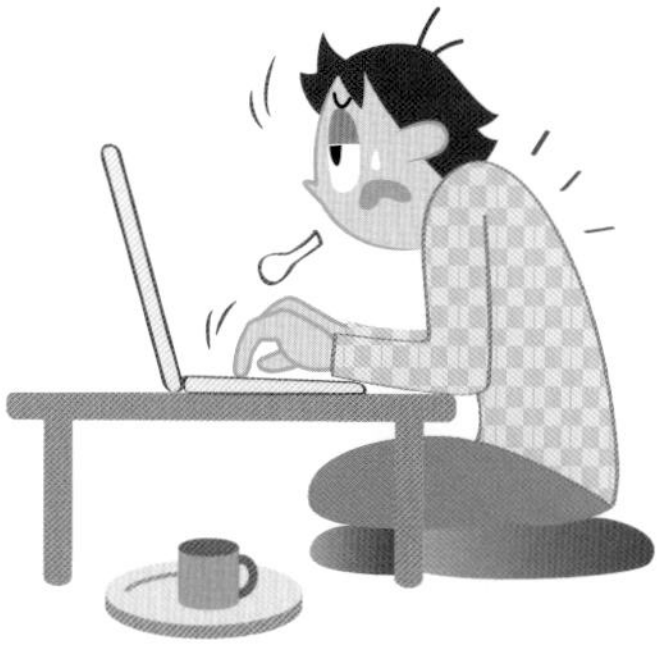

- パソコン操作に適さないテーブルや椅子でのデスクワークは猫背になりやすく、緊張型頭痛につながる
- 通勤時間がない分、起床時間が遅くなったり、夜遅くまで仕事をしたりして生活リズムが乱れると、セロトニンが不足し、片頭痛は悪化する

命にかかわる「二次性頭痛」

脳の異常で起こる怖い頭痛

次に、二次性頭痛について見ていきましょう。

二次性頭痛の背後には、直ちに治療しなければ命にかかわる重大な病気や、重い後遺症を残す病気が潜んでいることがあります。なかでもとくに緊急性の高い脳の病気として、「くも膜下出血」、「脳出血」、「脳腫瘍」、「髄膜炎」などが挙げられます。

くも膜下出血とは、脳の表面を覆うくも膜の下で出血が起こるものです。多くは、脳の太い主動脈の一部がコブのように膨らんだ動脈瘤が破裂して起こります。突然の激しい頭痛が特徴で、その痛みは「いきなり頭をバットで殴られたよう」と表現されることもあります。吐き気や嘔吐をともない、重症の場合は意識を失い、命にかかわります。

脳出血とは、分岐（分枝）した先端の細い血管が破れて出血するものをいいます。出血した血液は血腫というかたまりをつくり、これが脳を圧迫します。脳出血の頭痛は、くも膜下出血ほど急激にはおこりません。時間とともにだんだん痛みが強くなるのが特徴で、半身のしびれや麻痺、言語障害、意識障害などをともないます。

脳腫瘍とは、頭蓋内にできる腫瘍で、良性のものと悪性のものがあります。腫瘍が大きくなって周囲の脳を圧迫するようになると、頭重感《ずじゅうかん》や頭の一部に鈍い痛みが生じます。さらに吐き気や嘔吐、手足の麻痺、視力障害や言語障害などをともなう場合は、脳腫瘍の疑いがあります。

髄膜炎とは、脳と脊髄を覆っている髄膜が細菌やウイルスに感染し、炎症を起こす病気です。頭全体、とくに後頭部がガンガンと強く痛みます。発熱やけいれん、意識障害などをともなうこともあります。

二次性頭痛を引き起こす脳の病気

くも膜下出血

- 突然バットで殴られたような激しい頭痛が起こる
- 吐き気や嘔吐をともなう
- 重症の場合は意識を失い、命にかかわることも

脳出血

- 頭痛はそれほど激しくなく、だんだん痛みが強くなる
- 半身のしびれや麻痺、言語障害、視力障害、意識障害などをともなう
- しびれや麻痺、言語障害、認知症などが後遺症として残ることも

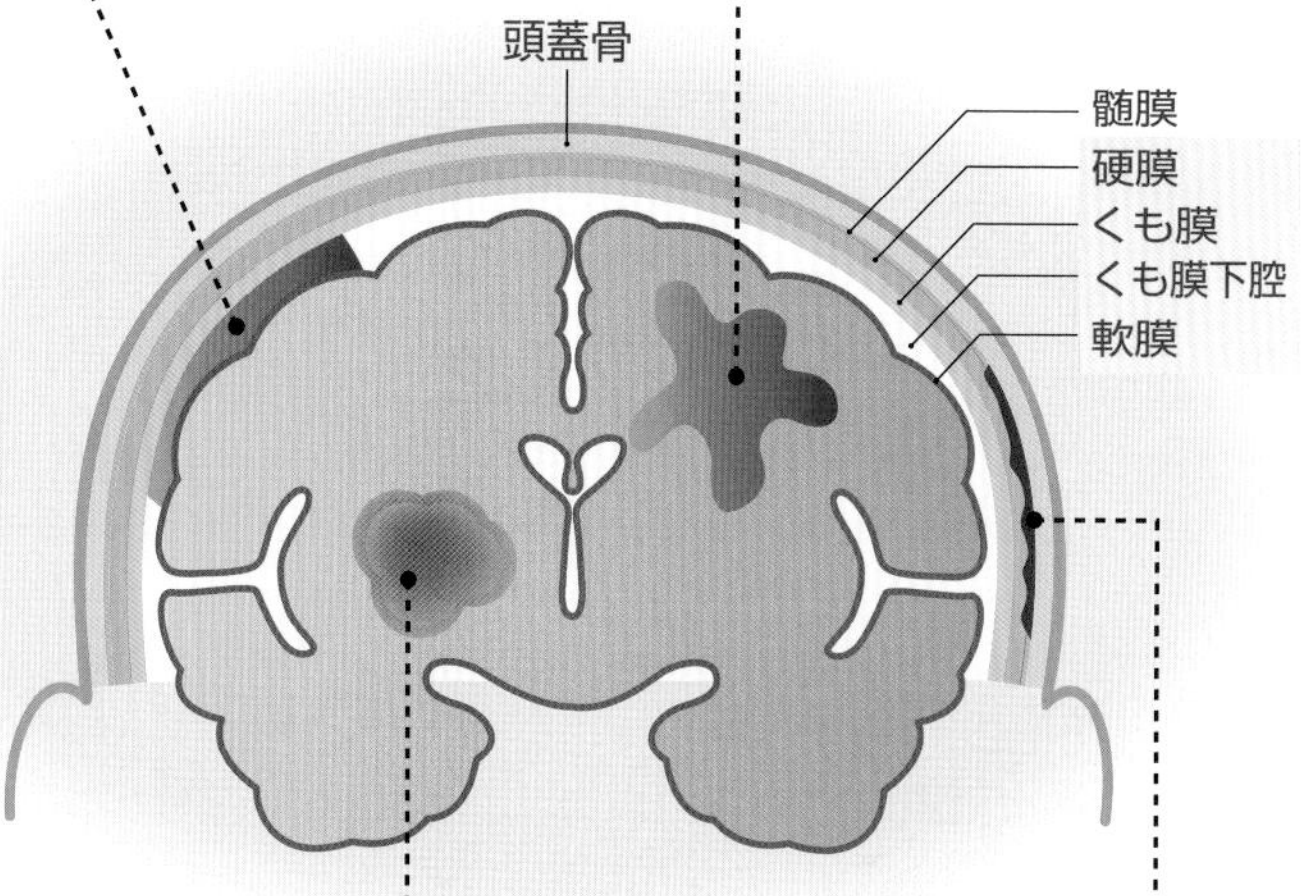
頭蓋骨
髄膜
硬膜
くも膜
くも膜下腔
軟膜

脳腫瘍

- 頭全体を重く感じたり、頭の一部に鈍い痛みを生じたりする
- 吐き気や嘔吐、手足の麻痺、言語障害、視力障害などをともなう
- 朝、目覚めたときに痛みを感じ、起きて体を動かすと楽になるような睡眠と関係が深い頭痛が起こりやすい

髄膜炎

- 頭痛は必ずみられる症状
- 頭全体、とくに後頭部がガンガンと強く痛む
- 発熱やけいれん、意識障害などをともなうこともある

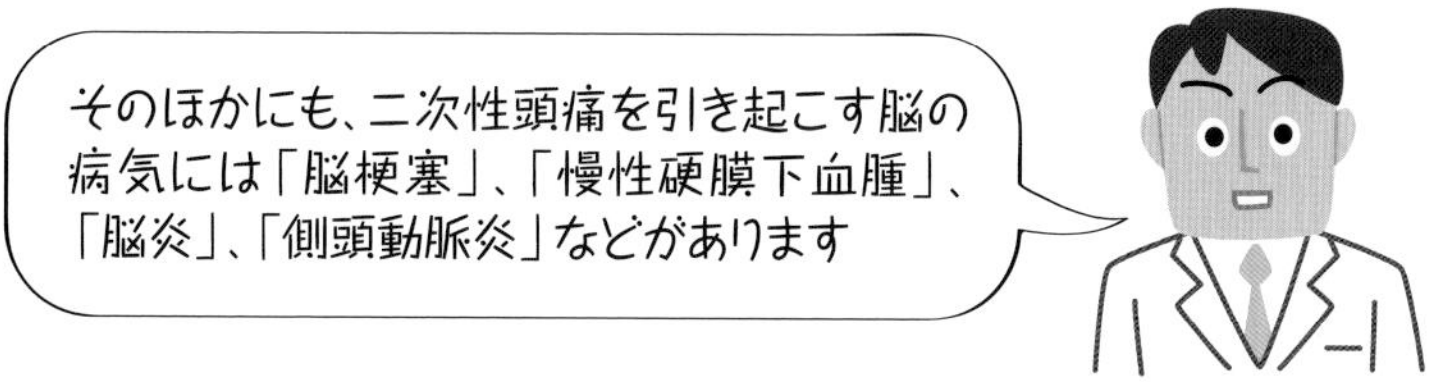
そのほかにも、二次性頭痛を引き起こす脳の病気には「脳梗塞」、「慢性硬膜下血腫」、「脳炎」、「側頭動脈炎」などがあります

頭痛以外の症状があれば直ちに受診を

ときに命にかかわることもある二次性頭痛を見逃さないためには、次のようなことに注意する必要があります。

まず1つは、頭痛の現れ方です。頭痛持ちの人は、いつもとは明らかに違う頭痛、これまでに経験したことのない頭痛が起こったときは要注意です。一方で、頭痛はほとんど経験したことがないという人に頭痛が起こったときも注意が必要です。頭の中で、何らかの異常が起きている可能性があります。

また、突然発症する頭痛、とくに1分以内に痛みがピークに達するような頭痛は、くも膜下出血をはじめとする脳血管の病気が原因かもしれません。とくに50歳以上の中高年で、高血圧や糖尿病などの基礎疾患のある人は、動脈硬化が進行している可能性が高く、脳血管の病気を発症する危険も高まります。

そのほかにも、姿勢によって症状が変化する頭痛、徐々に痛みが強くなる頭痛などは、二次性頭痛が疑われます。

次に、頭痛以外の症状です。通常、一次性頭痛に発熱をともなうことはほとんどありません。頭痛とともに発熱がみられる場合は、何らかの病気の症状として頭痛が起きていると考えられます。頭痛と発熱は風邪でもよくみられる症状ですが、これにけいれんや、頸部硬直といって首が硬くなる症状、意識がぼんやりするなどの症状がみられる場合は、髄膜炎や脳炎を疑って早期に検査する必要があります。

また、手足のしびれや麻痺、ろれつが回らなくなる言語障害、ものが二重に見えたり、視野が欠けたりする視力・視野障害、意識を失ったり、意識がもうろうとする意識障害がみられる場合は、くも膜下出血や脳出血、脳梗塞など、命にかかわる重大な病気の可能性があるので、救急車を呼ぶなどして直ちに受診するようにしてください。

こんな頭痛や症状は二次性頭痛の可能性が！

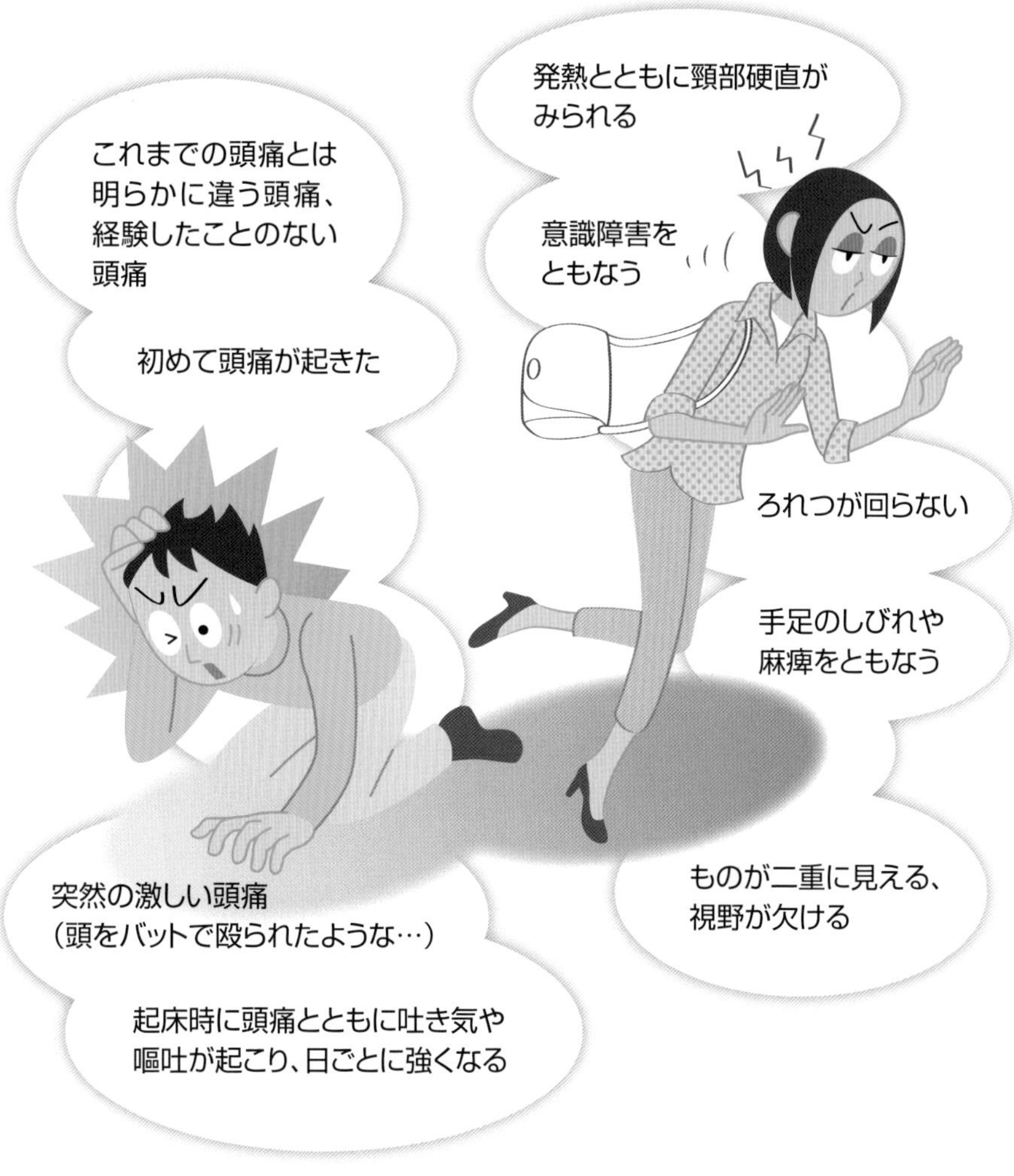
これまでの頭痛とは明らかに違う頭痛、経験したことのない頭痛
初めて頭痛が起きた
発熱とともに頸部硬直がみられる
意識障害をともなう
ろれつが回らない
手足のしびれや麻痺をともなう
突然の激しい頭痛（頭をバットで殴られたような…）
ものが二重に見える、視野が欠ける
起床時に頭痛とともに吐き気や嘔吐が起こり、日ごとに強くなる

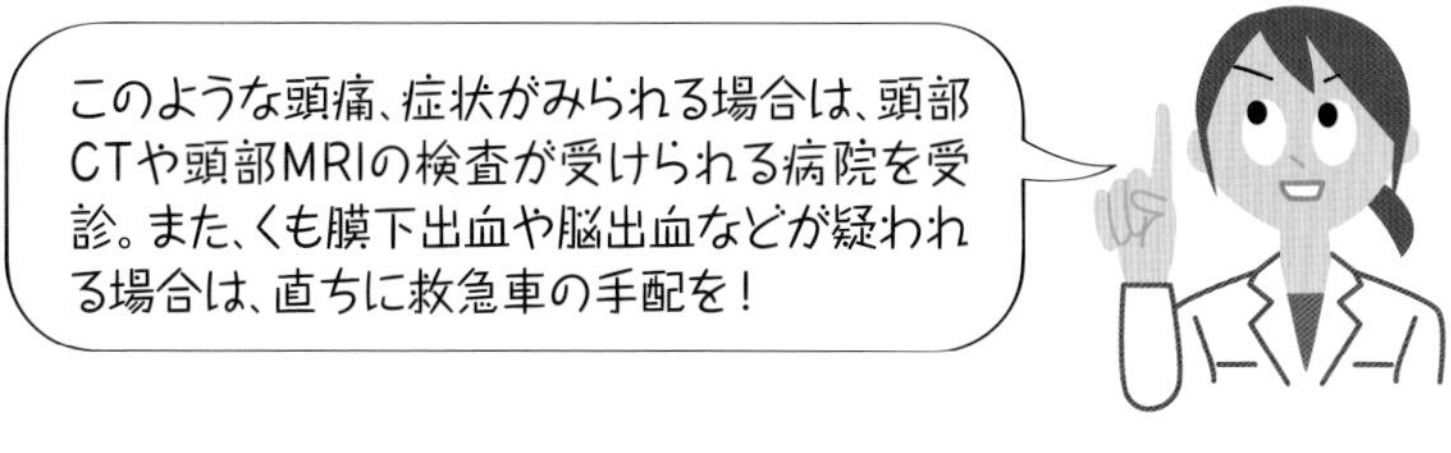
このような頭痛、症状がみられる場合は、頭部CTや頭部MRIの検査が受けられる病院を受診。また、くも膜下出血や脳出血などが疑われる場合は、直ちに救急車の手配を！

頭頸部外傷後遺症による頭痛

頭頸部外傷後遺症とは、事故や転倒、ケンカやスポーツなどで頭頸部に外傷を受けたときに、3週間以上経過しても何らかの症状が残っているものをいいます。また、時間の経過とともに新たな症状が出てきた場合も頭頸部外傷後遺症に含まれます。

頭頸部外傷後遺症は、脳が何らかの損傷を受けることによって起こります。脳の損傷された部位によって、半身の麻痺、言語障害、視力障害、聴力障害などが起こり、植物状態などの意識障害に陥ることもあります。

一方で、脳の検査をしてもとくに異常がないのに、めまいや耳鳴り、不眠、集中力や記憶力の低下、イライラや不安感などといった情緒不安定が長期に渡って続くことがあります。頭痛も、その1つです。受傷後、10年以上経過しても、頭痛が続いているというケースもあります。

頭頸部外傷後遺症による頭痛は、吐き気や嘔吐、光過敏など、片頭痛と似た症状が現れる場合もあり、片頭痛の治療薬が有効であることも多いとされています。そのためか、いわゆる慢性頭痛と誤解されがちですが、頭頸部外傷後遺症による頭痛は、外傷を原因とする二次性頭痛であることは間違いありません。自己判断で一般的な鎮痛薬などを長期間使用することで、薬剤使用過多による頭痛に陥らないよう注意する必要があります。

なお、頭部を強く打ったあとは、「慢性硬膜下血腫」といって、脳を覆う硬膜とくも膜の間で出血を起こし、血腫をつくる病気を発症することがあります。この病気は非常にゆっくりとした経過を辿るため、頭を打ってから数週間、あるいは数ヵ月たって、頭痛や手足の麻痺、歩行障害などの症状が現れてきます。こちらは後遺症ではなく、現在進行形で脳に異常が起きています。症状に気づいたら直ちに受診するようにしてください。

後頭部の外傷が頭痛を引き起こすことも

頭頸部外傷後遺症はおもに2つに分けられる

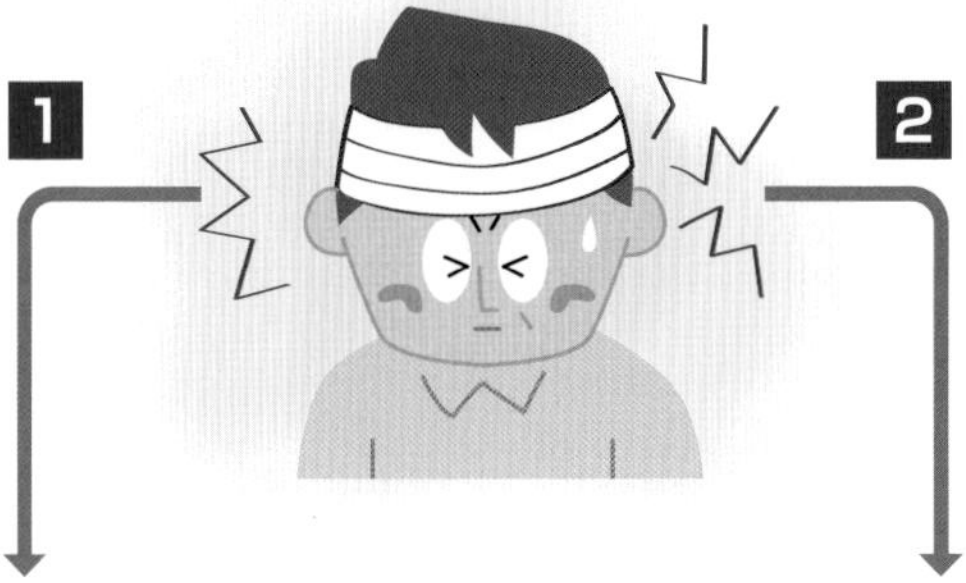
1
2

1 脳の損傷部位によって引き起こされる後遺症

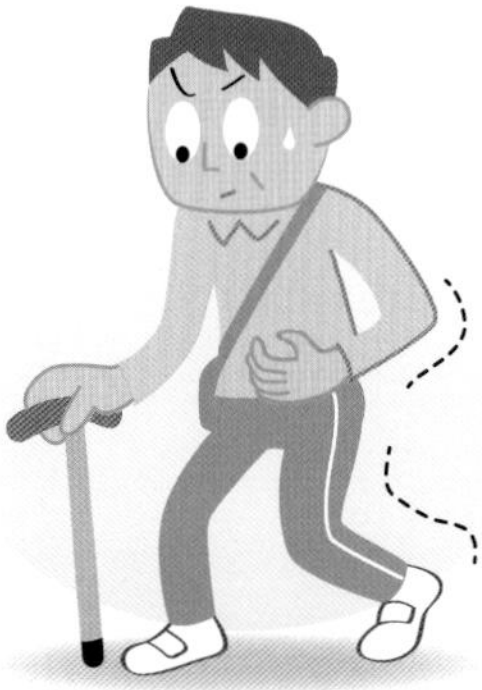

半身の麻痺、言語障害、視力障害、聴力障害など

2 検査ではとくに異常がないのに引き起こされる後遺症

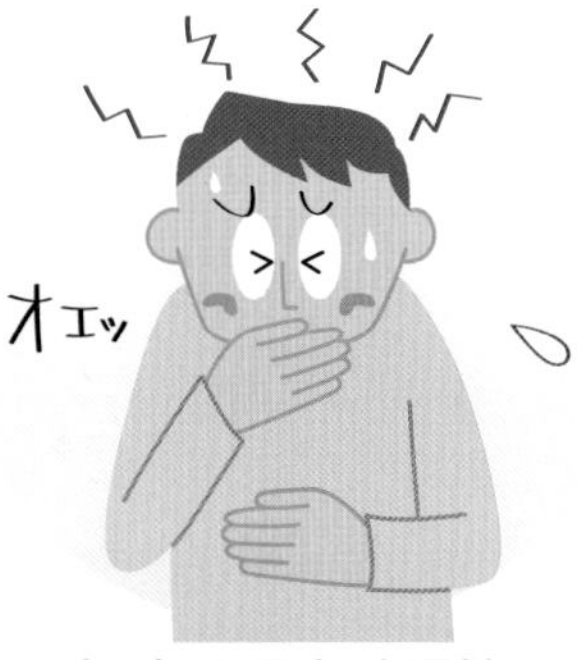
オエッ

吐き気や嘔吐、光過敏など片頭痛と似た症状が現れることも

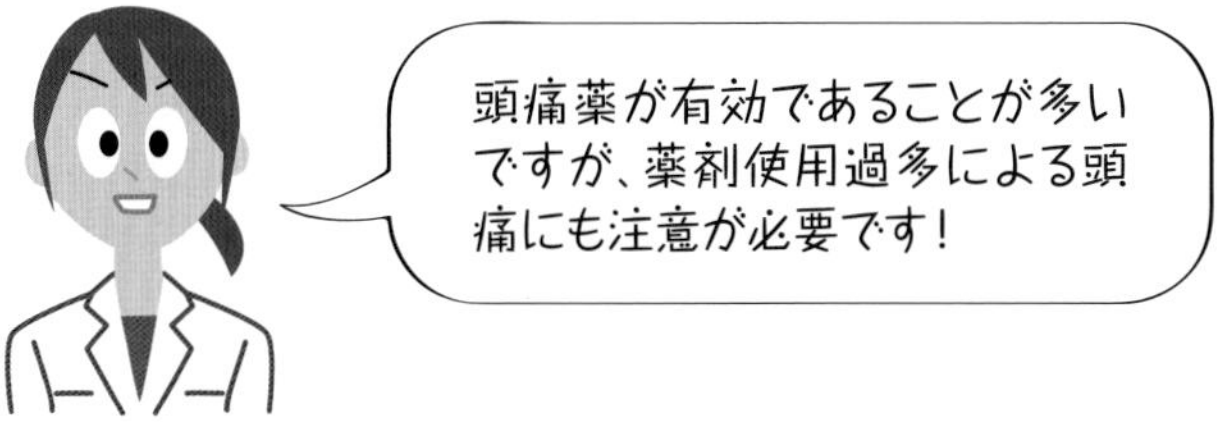
頭痛薬が有効であることが多いですが、薬剤使用過多による頭痛にも注意が必要です！

目、鼻、歯の病気が原因で、頭痛が起こることも

二次性頭痛を引き起こすのは、脳の病気だけではありません。目、鼻、歯の病気が頭痛を引き起こすこともあります。

目の病気で頭痛と関係が深いのは、「緑内障」です。緑内障とは、何らかの原因で眼圧が上昇し、視神経が圧迫される病気です。進行すると徐々に視野が狭くなり、進行を抑制する治療を行わないと失明することもあります。緑内障の多くはゆっくりと進行するのですが、「急性緑内障」といって、急激に眼圧が上昇することがあります。急性緑内障が起こると、目の痛みや充血、吐き気などとともに、激しい頭痛が現れます。これらの症状が現れたときは、短時間で重度の視力障害や失明に至ることがあるので、直ちに眼科を受診するようにしてください。

頭痛のなかでも前頭部、いわゆるおでこの奥が痛む場合は、「副鼻腔炎」という鼻の病気が原因かもしれません。副鼻腔炎とは、鼻の奥の副鼻腔という空洞に細菌が感染し、炎症を起こす病気です。副鼻腔に膿がたまることで三叉神経が刺激され、頭痛を生じると考えられます。頭痛に鼻水や鼻詰まりといった鼻の症状をともなう場合は、早めに耳鼻咽喉科を受診しましょう。

歯および口腔内の病気で頭痛を引き起こすのは、「上顎洞炎《じょうがくどうえん》」や「顎関節症《がくかんせつしょう》」です。上顎洞炎は副鼻腔炎の1つで、上の奥歯の虫歯や歯周病が進行し、副鼻腔のなかでも上顎洞と呼ばれる空洞まで感染・炎症がおよんだものをいいます。頭痛とともに、頬骨のあたりを押すと痛みがあり、歯や歯茎の痛み、発熱などもみられます。

一方、顎関節症は、口を開閉するときに顎関節の音がしたり、口が開けにくい、口を開けようとすると顎が痛むなどの症状がみられる病気です。顎のズレや噛み合わせが悪くなることで、頭痛を引き起こすことがよくあります。

二次性頭痛を引き起こす目、鼻、歯の病気

緑内障

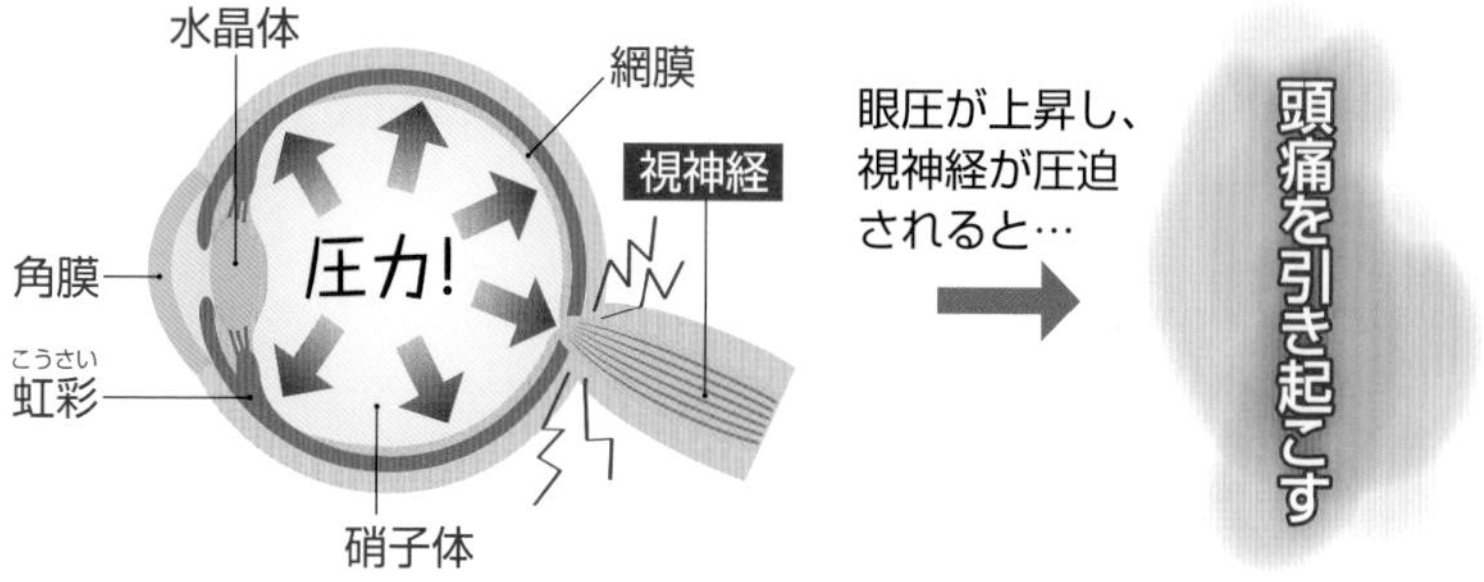
水晶体
網膜
視神経
角膜
虹彩《こうさい》
圧力!
硝子体
眼圧が上昇し、視神経が圧迫されると…
頭痛を引き起こす

副鼻腔炎　上顎洞炎

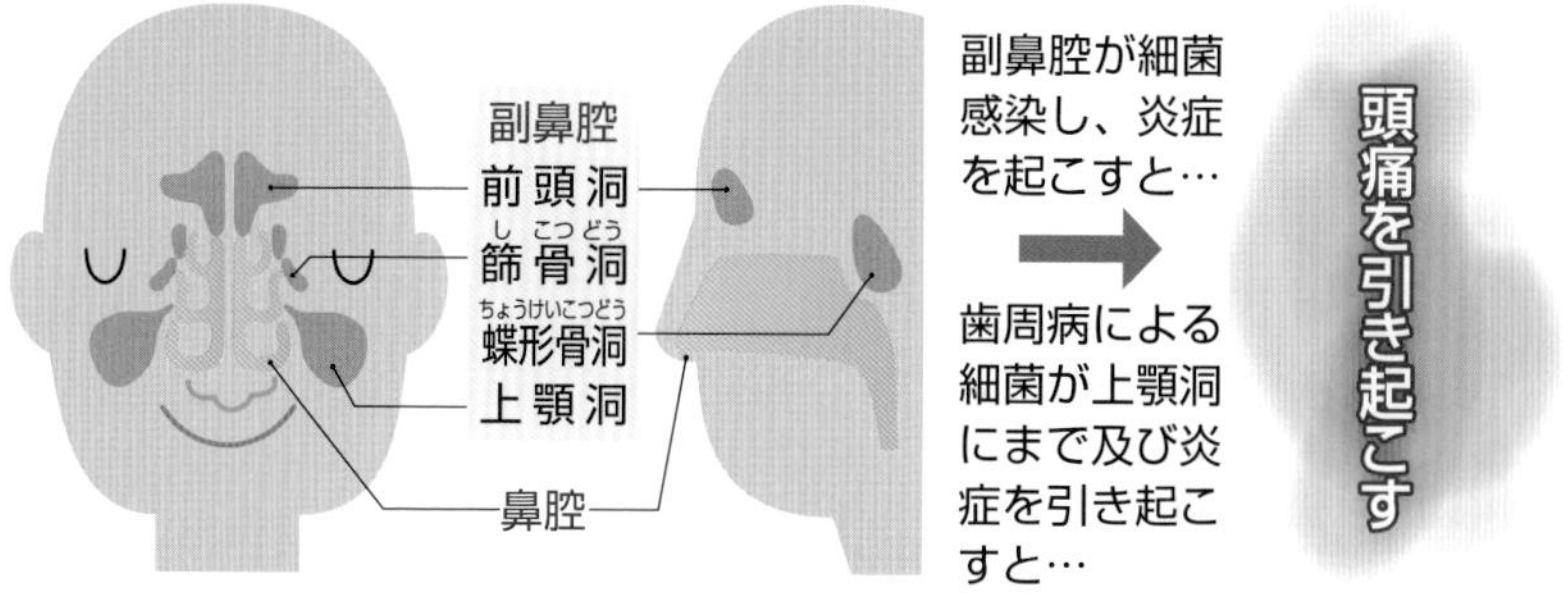
副鼻腔
前頭洞
篩骨洞《しこつどう》
蝶形骨洞《ちょうけいこつどう》
上顎洞
鼻腔
副鼻腔が細菌感染し、炎症を起こすと…
歯周病による細菌が上顎洞にまで及び炎症を引き起こすと…
頭痛を引き起こす

顎関節症

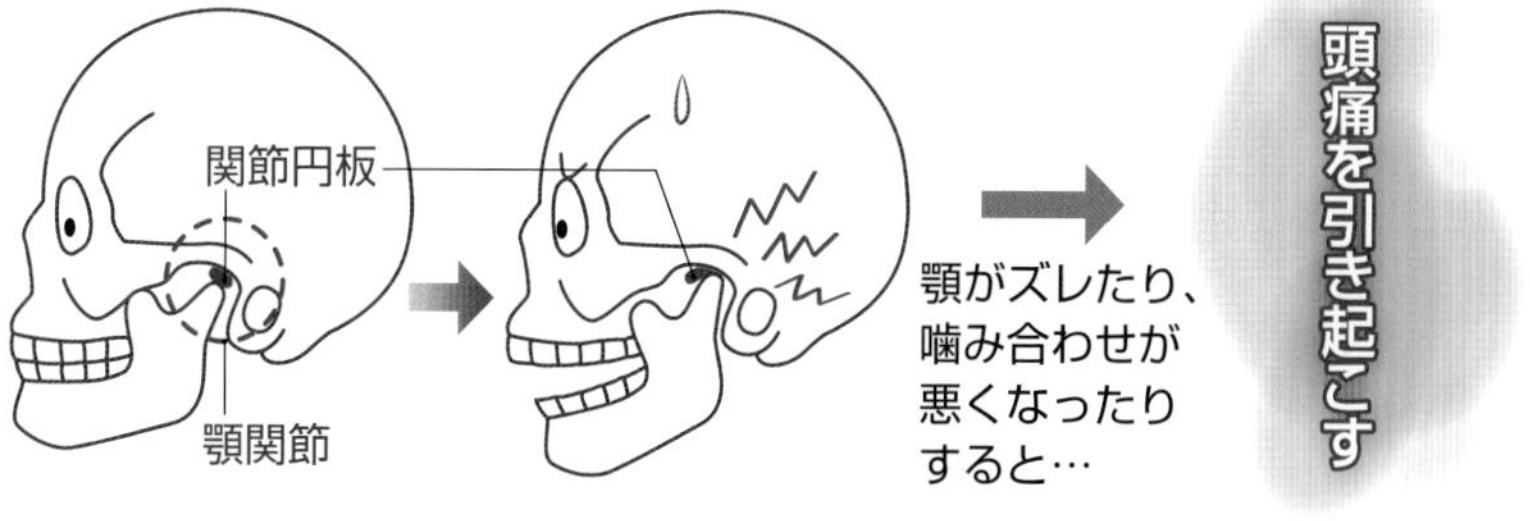
関節円板
顎関節
顎がズレたり、噛み合わせが悪くなったりすると…
頭痛を引き起こす

column

頭痛の原因のひとつ「脳過敏症候群」とは

頭痛持ちの人のなかには、一度も正確な診断を受けることなく、長年鎮痛薬で痛みをやり過ごしている人が少なくありません。実は、このような人たちは、「脳過敏症候群」の予備軍の可能性があります。

慢性頭痛、とくに片頭痛は、加齢とともに動脈硬化が進んでくると、血管が硬くなって広がらなくなるため、頭痛は起こりにくくなります。しかし一方で、原因不明の耳鳴りやめまい、頭重感、不眠、不安、イライラなどといった不快な症状が目立ってくることがあります。一見、片頭痛とは関係ないように思われるかもしれませんが、実はこれらの症状は、脳の異常な興奮が慢性化して起こっていると考えられるのです。

片頭痛が起こっているときの脳は、異常な興奮状態にあります。片頭痛が起こるたびに鎮痛薬をくり返し服用していると、表面的な痛みは治まるものの、脳の興奮は治まりません。むしろ脳の興奮は増していき、ちょっとした刺激で興奮状態に陥るクセがついてしまうのです。

脳の興奮が慢性化し、脳過敏になると、些細なことで頭痛が引き起こされるようになります。さらに、頭痛が起こりにくい年代になると、頭痛に代わって耳鳴りやめまい、情緒不安定などといった不快な症状が現れるようになります。これが、脳過敏症候群です。

一般的な鎮痛薬では、片頭痛の脳の興奮を抑えることはできません。片頭痛に対しては、トリプタン系製剤やジタン系製剤という脳の興奮を抑える作用のある薬を使用しなければならないのですが、脳過敏症候群の患者さんの大半に、片頭痛を正しく治療せずに放置していたという過去があります。片頭痛に悩んでいる人は、一刻も早く正しい診断、正しい治療を受けるようにしてください。

第2章

見逃さないで「子どもの頭痛」

つらい頭痛に悩まされているのは、おとなだけではありません。子どもにも、片頭痛や緊張型頭痛などの頭痛があります。しかし、子どもの頭痛は症状が多彩で、子ども特有の誘因もあります。本章では、子どもの頭痛の特徴について解説します。

「頭痛は子どもにはない」は間違い！

子どもの頭痛は精神的なものと誤解されがち

頭痛はおとなの病気だと思われがちですが、子どもにも、まだ話すことともままならない赤ちゃんにも頭痛が起こることがあります。

「頭が痛い」と子どもが訴えるとき、親や周囲のおとなは、まず熱を測るでしょう。熱がなく、頭痛以外の症状もなければ、「子どもの言うことだから気のせいだろう」、「甘えたいだけだろう」などと、受け流してしまうこともあるかもしれません。たしかに、身体と心が未熟な状態である子どもは、不安や不満、緊張など、不快に感じる気持ちを痛みとして訴えることがあります。また、学童期以降の子どもでは、「学校に行きたくないからだろう」などと誤解されることもあります。

子どもの頭痛は、精神的なストレスと誤解されがちですが、必ずしもそうとは限りません。子どもにも片頭痛や緊張型頭痛といった慢性頭痛が起こることがありますし、その他の原因が隠れていることも多いのです。

子どもの頭痛も、種類は基本的にはおとなと同様、一次性頭痛と二次性頭痛に分類されます。一次性頭痛では、子どもに多いのは片頭痛で、早いと就学前から頭痛発作が起こるようになります。緊張型頭痛は、もともと中高年に多い頭痛でしたが、近年はストレス過多やスマートフォンの普及などから、緊張型頭痛を訴える子どもが増えています。

二次性頭痛は子どもの場合、風邪の一症状として頭痛を訴えることが頻度としては高いのですが、髄膜炎や脳炎、脳腫瘍など、早期の詳しい検査や治療を要する危険な頭痛もあるので注意が必要です。

子どもの頭痛も基本的にはおとなと同じ

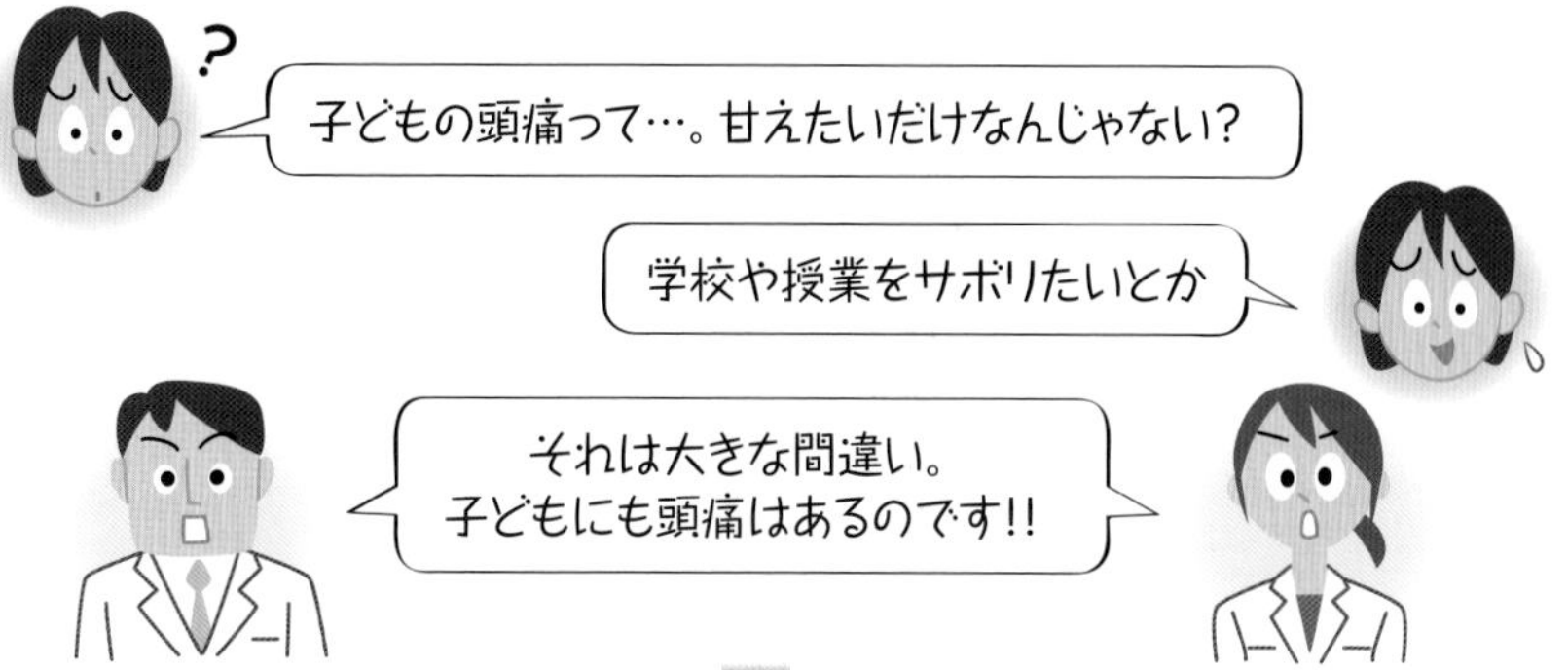
子どもの頭痛って…。甘えたいだけなんじゃない？
学校や授業をサボりたいとか
それは大きな間違い。
子どもにも頭痛はあるのです!!

子どもの一次性頭痛

●片頭痛
子どもの一次性頭痛で最も多いのが片頭痛。早いと就学前から頭痛を訴える子どもも

●緊張型頭痛
スマホやタブレットの使いすぎ、ストレス過多などによる頭痛が、近年子どもにも増えている

●群発頭痛
子どもにはめったに見られないが、15〜16歳で発症することもある

子どもの二次性頭痛

原因として多いのは、風邪やインフルエンザなどのウイルス性疾患。そのほか、副鼻腔炎やアレルギー性鼻炎、虫歯など。また、脳腫瘍や頭部外傷などを原因とする危険な頭痛もあるので注意が必要

子どもの頭痛の危険なサイン

5歳未満

初回の頭痛

5分以内に最強度に達する急性の頭痛

6ヵ月未満の経過で進行性の悪化する頭痛

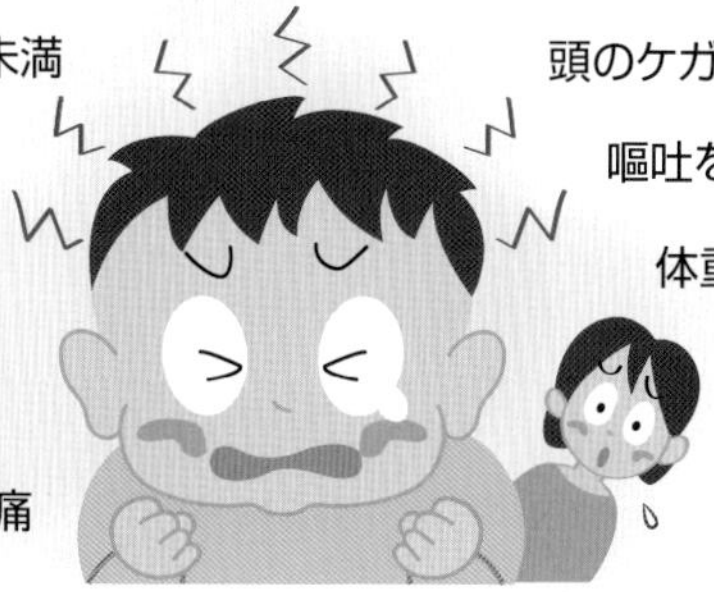

頭のケガ、あざなどがある

嘔吐をともなう発熱がある

体重減少がある

血圧が高い

意識障害、けいれん、麻痺、失語などがある

おとなの頭痛とここが違う

頭が痛いと訴えるとは限らない

子どもに慢性的な頭痛が起こるはずがないというのは間違いで、子どもにもおとなと同じような頭痛が起こることがあります。ただし、子どもの頭痛には、いろいろな面でおとなの頭痛とは違った特徴があり、注意が必要です。

まず子どもに頭痛が起こったとき、語彙の少ない子どもは痛みをうまく伝えることができません。「痛い」と言葉で伝えることができるようになるのは、1歳半～2歳くらいからです。3歳～5歳くらいになると、痛みの程度を表現したり、痛みのある部位を指し示したりできるようになるといいます。しかし、子どもの場合、指し示す部位と、実際に痛みのある部位が一致しない場合もあります。また、幼児期の子どもは、痛みを「イヤ！」「寂しい」「かゆい」などの言葉で表現することもあります。

そしてもう1つ、子どもの頭痛の特徴として、腹部症状が強いことがあげられます。子どもの片頭痛では、頭痛よりも嘔吐や下痢といった症状が目立ち、腹部の症状だけで終わってしまうこともあるのです。その場合、子どもは「お腹が痛い」と訴えることもあります。「片頭痛なのに、頭ではなく腹部に症状？」と不思議に思われるかもしれませんが、片頭痛の発症には、セロトニンという脳内物質が関与しています。子どもの場合、脳のセロトニン受容体が未発達のため、頭の痛みとして感じにくいと考えられます。さらに、セロトニンは脳内だけでなく、小腸など消化管の粘膜にも存在するため、腹部の症状だけが強く出てしまうことがあるのです。

子どもの頭痛は、「頭が痛い」と訴えるとは限らないということを知っておきましょう。

子どもの頭痛の訴え方は？

子どもの痛みの表現

0〜12ヵ月	なかなか泣き止まない、泣く、叫ぶ、うめき声をあげる
1〜2歳	激しく泣き叫ぶ、「痛い」と言葉で表現できる、抱っこなど愛着行動を求める
3〜5歳	激しく泣き叫ぶ、痛みの程度を表現できる、痛みのある部位を指し示すことができる（ただし、実際の部位と一致しない場合も）
6〜10歳	痛みの原因を話すことができる
11歳以上	痛みの原因に対する理解が進み、因果関係の理解、合理的な理解などが可能になる

こんなときは背景に片頭痛が隠れていることも…

- 普段は元気な子どもが急に黙り込む
- だるさや疲労感を訴える
- 食事のとき、いつものように食べない　など

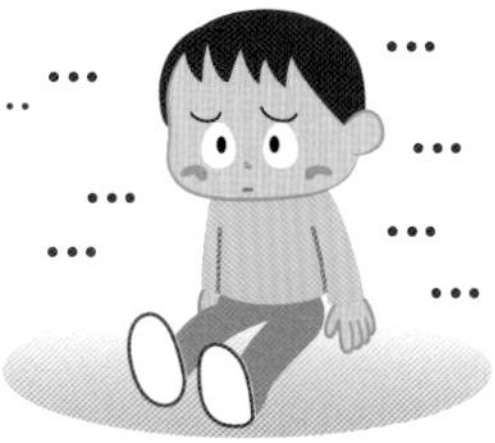

小コラム

小児にみられる「腹部片頭痛」とは？

腹部片頭痛とは、国際頭痛分類で小児片頭痛に分類されている疾患です。吐き気や嘔吐、食欲不振などをともなう強い腹痛をくり返すもので、片頭痛という名が付いていますが、頭痛はあまりみられません。腹痛発作が起こっても数時間で症状が改善し、ケロっと元気になってしまうので、そのうち親は子どもが腹痛を訴えても気にならなくなります。結果、診断・治療が遅れがちになるのですが、腹部片頭痛のある子どもは、成長するにつれて高確率で片頭痛を発症するとされており、注意が必要です。

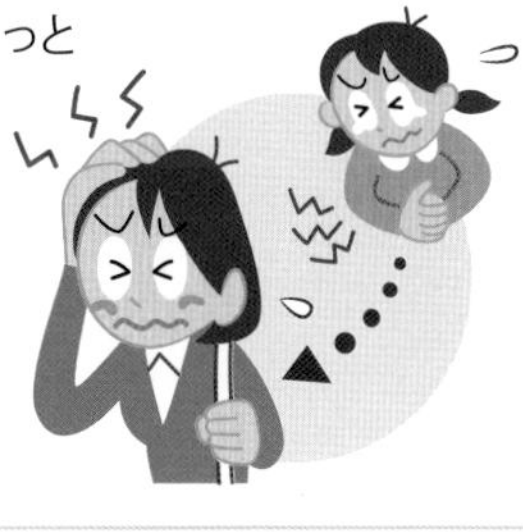

子どもの頭痛で多いのは「片頭痛」

子どもの片頭痛の特徴

「片頭痛」は、子どもの頭痛で最も多くみられる一方で、見逃されやすく、診断が難しい頭痛といえます。なぜなら、子どもの片頭痛には、前項で述べた腹部症状以外にもおとなとは大きく異なるいくつかの特徴があるからです。

おとなの片頭痛は、2〜3日続くことが多いのですが、子どもの片頭痛は持続時間が短いことが多く、少し休めばケロッと治まってしまいます。具合が悪そうにしていたかと思うと、急に元気になって遊び出すので、周囲のおとなたちは「仮病だったのか…？」と戸惑います。

また、片頭痛は過度のストレスをきっかけに痛みが起こりますが、実際はストレスを感じているときよりも、ストレスから解放されたときに血管が拡がり、発症しやすいとされています。そのため、おとなは仕事から解放される週末に片頭痛が起こりやすいのですが、子どもは日々の学校生活にストレスを感じていることが多く、ストレスから解放される平日の学校帰りや帰宅後に発症しやすい傾向があります。学校が休みになる週末はストレスの増減がないため、むしろ片頭痛は起こりにくくなります。学校のある日に頭痛を訴え、休みの日は元気に過ごしていると、「学校に行くのが嫌なのか？」と、ここでも誤解されることがあるのです。

痛みの種類も、おとなの片頭痛は拍動性のズキンズキンとした痛みですが、子どもの場合は、緊張性頭痛のような頭全体を締め付けられるような痛みであることが多いものです。そのため、医療機関を受診しても緊張性頭痛と診断され、不適切な治療によって症状を悪化させてしまうことがあります。

片頭痛 ― おとなと異なる特徴は？

子どもの片頭痛の特徴

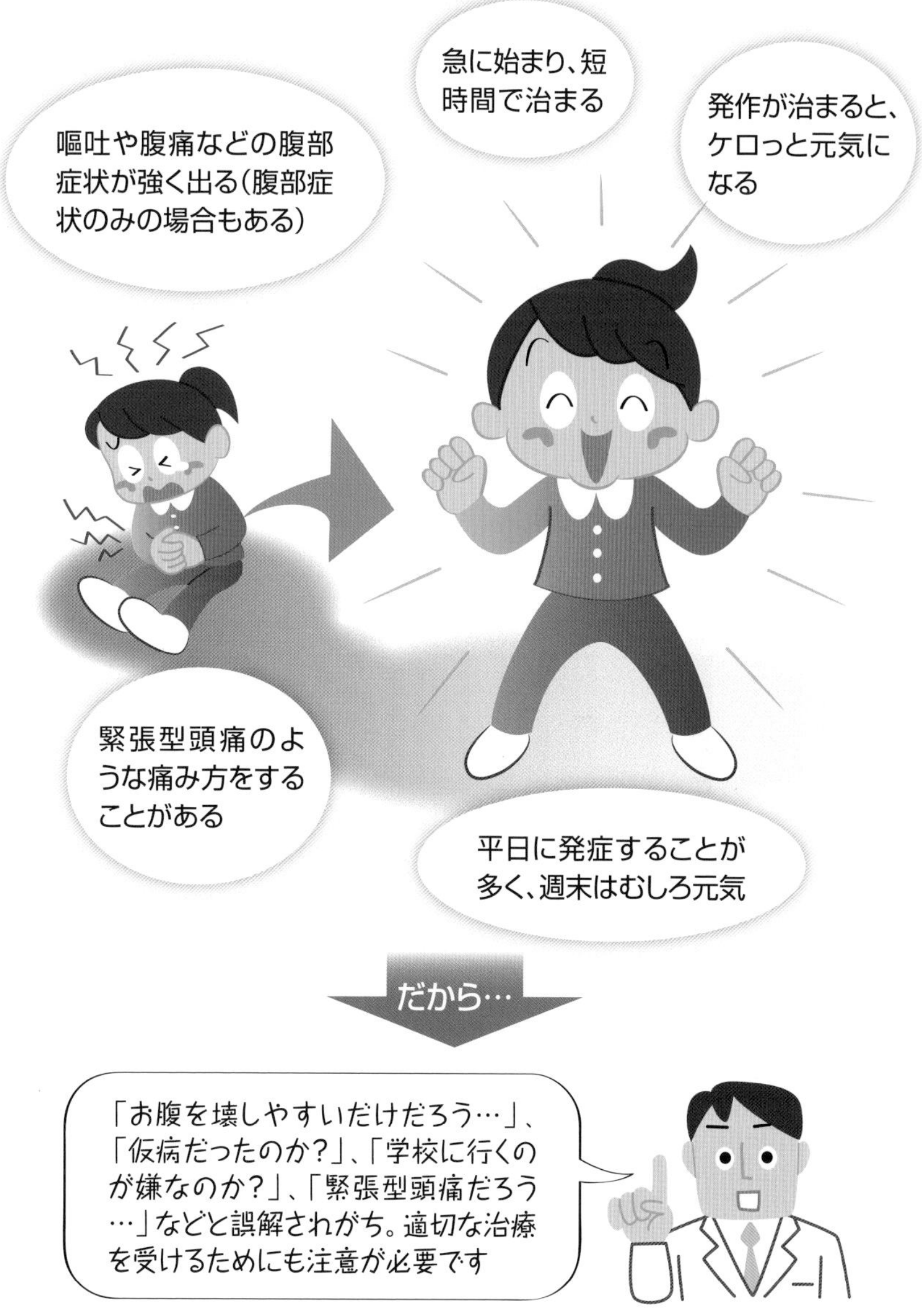
嘔吐や腹痛などの腹部症状が強く出る（腹部症状のみの場合もある）
急に始まり、短時間で治まる
発作が治まると、ケロっと元気になる
緊張型頭痛のような痛み方をすることがある
平日に発症することが多く、週末はむしろ元気
だから…
「お腹を壊しやすいだけだろう…」、「仮病だったのか？」、「学校に行くのが嫌なのか？」、「緊張型頭痛だろう…」などと誤解されがち。適切な治療を受けるためにも注意が必要です

誘因と対処のしかた

子どもの片頭痛はストレス（とくにストレスからの解放時）のほか、空腹・低血糖、睡眠不足、激しい運動、強い光や匂い、気圧の変化、人混みや騒音、特定の食べ物、女児の場合は月経周期など様々なきっかけで発症します。また、片頭痛は遺伝性が高く、とくに母親が片頭痛を持っていると子どもに遺伝しやすいようです。

空腹による低血糖が片頭痛の引き金になりやすいのは、近年の研究でも明らかになっています。小学生以上になると、学校では体育の時間に片頭痛が起こることが多いのですが、その理由としては、激しい運動によって血管が急激に拡張するとともに、血糖値が低下しやすいことがあげられます。

また、小学校高学年くらいになると、塾通いが始まったり、ゲームに夢中になったりして就寝時間が遅くなることがあります。睡眠不足はそれだけでも片頭痛の誘因になりますが、さらに朝寝坊をして朝食を満足に食べずに登校すると、空腹がピークに達する午前中の最後の授業で片頭痛を引き起こすことになるのです。

食べ物ではチーズやヨーグルト、揚げ物、チョコレートなどが誘因となることがあります。チーズを食べると片頭痛を起こすタイプの母親の子どもは、同じくチーズを食べると片頭痛が誘発されるというように、片頭痛の誘因食品が親子で共通していることが少なくありません。

一方で、子どもの片頭痛にも、予兆・前兆となるものがあることがわかってきました。予兆・前兆には、「閃輝暗点」（24頁参照）や「首のこり」など子ども本人が感じるサインのほか、「顔色が悪い」「あくびが多い」「落ち着きがない」など、親が観察してわかるサインもあります。親は何らかのサインに気付いたら、「どこか痛いところはない?」などと声かけをし、子どもを休ませる準備をしましょう。

子どもの片頭痛、誘因とサインは？

子どもの片頭痛の誘因

- ストレス（とくにストレスからの解放時）
- 空腹・低血糖　●睡眠不足
- 激しい運動
- 強い光や匂い、人混みや騒音、天候や気圧の急激な変化
- 特定の食べ物
  →チーズ、ヨーグルト、揚げ物、チョコレート　など
- 月経周期
  →月経前後や排卵日に片頭痛が起こることも
- 遺伝

子どもの片頭痛のサイン

- いつも元気な子どもが静かになる
- 顔色が悪い　●あくびが多い
- 落ち着きがない　●集中力が低下している
- 光や音、匂いに敏感になる
- 食事をあまり食べない　など

［本人が感じるサイン］

- 首や肩のこり
- 白く光るギザギザ模様のようなものが見える（閃輝暗点）
- 光や音、匂いを不快に感じる　など

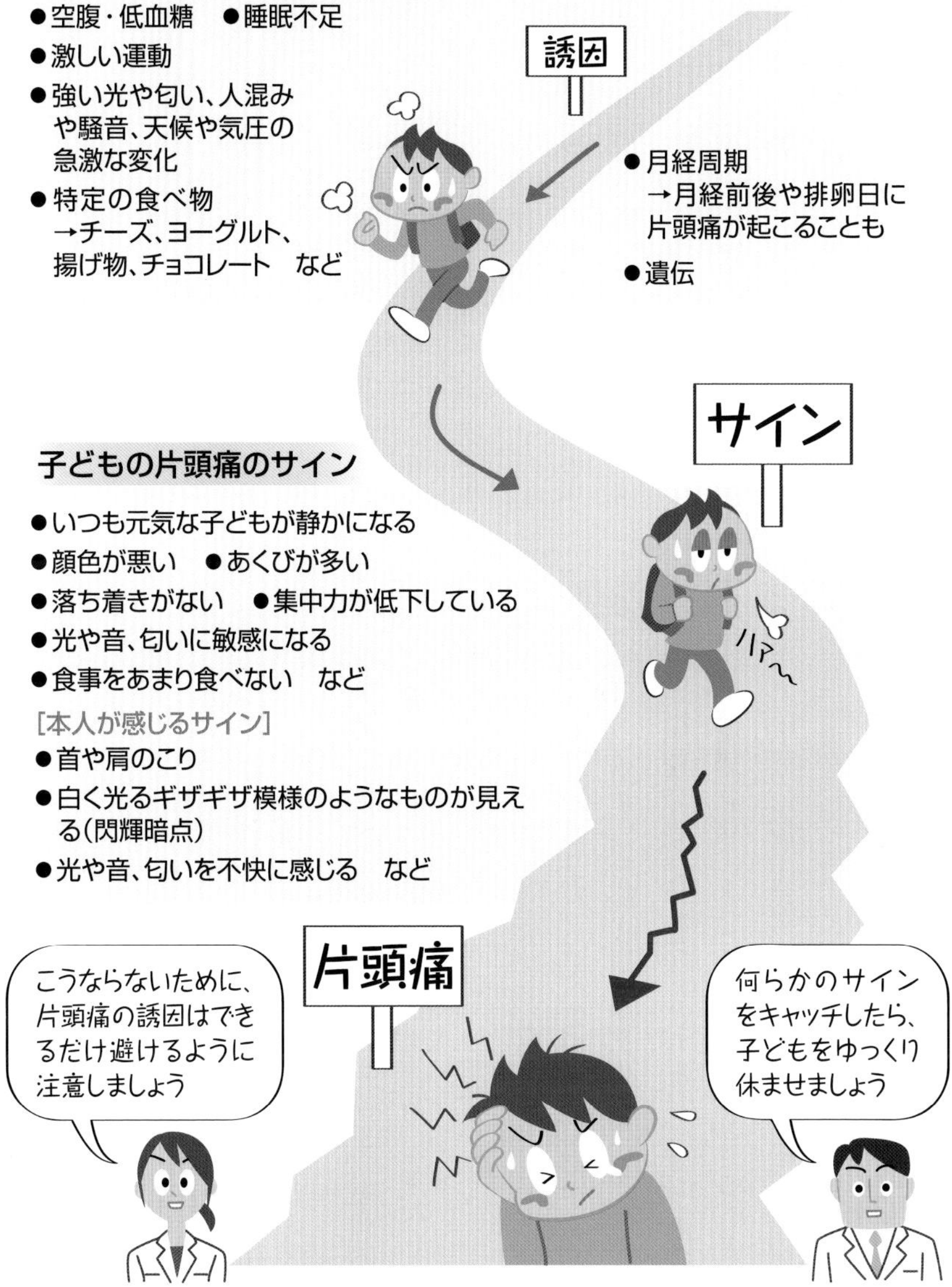
誘因
サイン
ハア～
片頭痛
こうならないために、片頭痛の誘因はできるだけ避けるように注意しましょう
何らかのサインをキャッチしたら、子どもをゆっくり休ませましょう

2番目に多い子どもの頭痛「緊張型頭痛」

子どもの緊張型頭痛の特徴

子どもの頭痛で片頭痛の次に多くみられるのが「緊張型頭痛」です。緊張型頭痛は首や肩、後頭部の筋肉の緊張によって起こる頭痛で、おもな原因は心身のストレスです。かつては中高年を中心に多くみられる頭痛でしたが、近年は小学生くらいから緊張型頭痛を発症する子どもが増えています。とくに小学校高学年から高校生くらいの子どもに多くみられ、片頭痛に緊張型頭痛を併発していることもあります。

緊張型頭痛の痛み方は、頭全体を締め付けられるような鈍い痛みです。子どもの片頭痛は強い痛みが急に始まり、短時間で治まりますが、緊張性頭痛はいつともなく始まった鈍い痛みが、だらだらと続きます。片頭痛のような吐き気や嘔吐、腹痛などといった腹部症状はみられません。頭痛自体も片頭痛ほど強くはなく、学校を休んだり、保健室へ駆け込むことも少ないようです。頭痛を訴えながらもゲームをしたり、遊んだりできてしまうので、「たいしたことはないだろう」と軽視されがちですが、慢性的に痛みがあるため、生活への支障度は決して低いとはいえません。

また、おとなの緊張型頭痛は肩こり（首のこり）とセットで起こりますが、子どもは肩こりがあるからといって、必ずしも緊張型頭痛とは限りません。肩こりは片頭痛でもみられることがあり、子どもの片頭痛は緊張型頭痛のような痛み方をすることもあります。一方で、脳や身体の病気が原因で緊張型頭痛に似た頭痛が起こることもあります。頭痛の種類やその他の病気を鑑別する意味でも、一度は専門医を受診しておくことが大切です。

症状は軽いが、軽視してはいけない

子どもの緊張型頭痛の特徴

頭全体を締め付けられるような鈍い痛み

片頭痛のような強い痛みではない

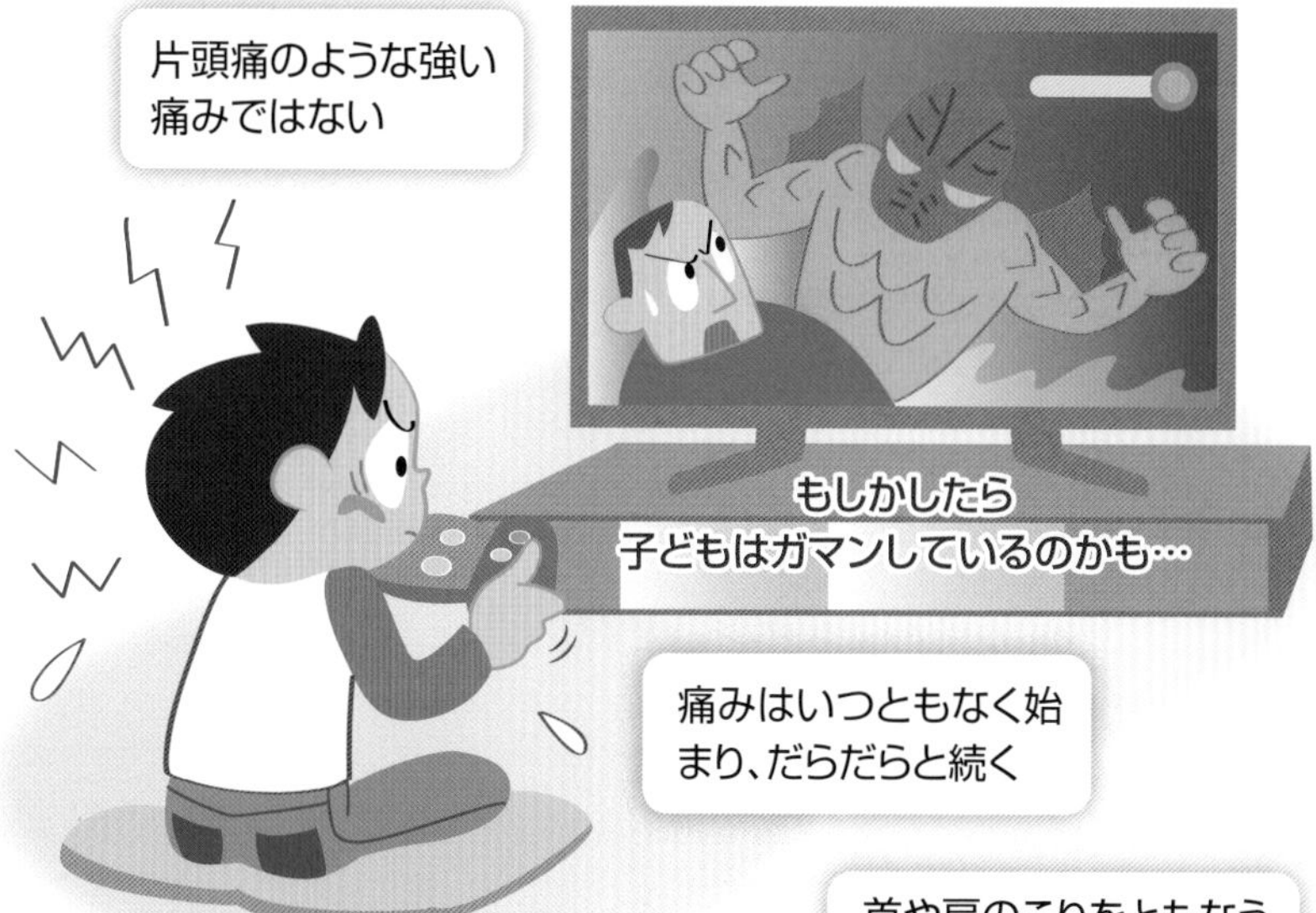
もしかしたら
子どもはガマンしているのかも…

痛みはいつともなく始まり、だらだらと続く

首や肩のこりをともなう

首や肩を軽くストレッチしたり、温めたりすると痛みが和らぐ

吐き気や嘔吐、腹痛など腹部症状はみられない

そのほかにも…

片頭痛、甲状腺機能低下症、脳腫瘍などでも緊張型頭痛と似た症状が現れることもあります。一度は専門医を受診するようにしましょう

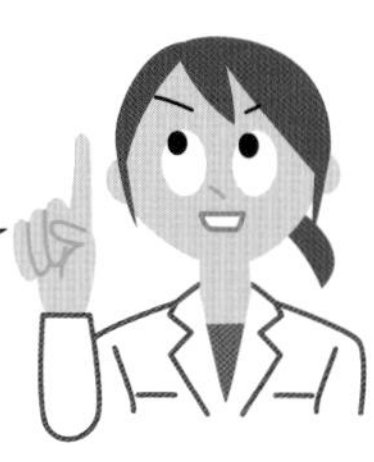

誘因と対処のしかた

緊張型頭痛は、首や肩の筋肉の緊張と血行不良によって引き起こされます。子どもの緊張型頭痛の誘因として最も多いのは、長時間の同じ姿勢や悪い姿勢です。

とくに近年は、スマートフォンやタブレットなどの電子メディアを使う年代が低年齢化し、「スマホ頭痛」とも呼ばれる緊張型頭痛を訴える子どもが増えています。スマホやタブレットの画面を見るときの前かがみやうつむき姿勢は、首や肩に大きな負担がかかり、筋肉の緊張による血行不良を招きます。毎日1時間以上、スマホやタブレットでゲームをしたり、動画を観たりしているならば要注意です。ただ、子どもは夢中になると自制が効きません。かといって、スマホの使用を完全に禁止するのは難しいでしょうから、親子で使用時間のルールを決めるなどして対処しましょう。

一方で、合わない机や椅子、合わない枕なども悪い姿勢につながります。リビングなどにある低いテーブルで宿題をする習慣がある子どもは猫背になりやすく、緊張型頭痛を招くことがあります。また、高すぎる枕ややわらかすぎる枕なども、首に負担がかかり、緊張型頭痛の原因になります。適当な枕がない場合は、タオルを重ねるなどして調整するとよいでしょう。

姿勢以外では、運動不足で筋肉が硬くなったり、血行が悪くなっている場合があります。片頭痛は発作のあるときに体を動かすと痛みが悪化しますが、緊張型頭痛はむしろ積極的に体を動かすことがすすめられます。運動をすると、筋肉の緊張がほぐれて血行がよくなるとともに、腹筋や背筋が鍛えられて姿勢もよくなります。

また、運動には、緊張型頭痛と深いかかわりのある精神的なストレスを緩和・解消する効果も期待できます。

子どもの緊張型頭痛の誘因

長時間の同じ姿勢や悪い姿勢

長時間のスマホやタブレットの使用、合わない机・椅子での勉強、合わない枕など

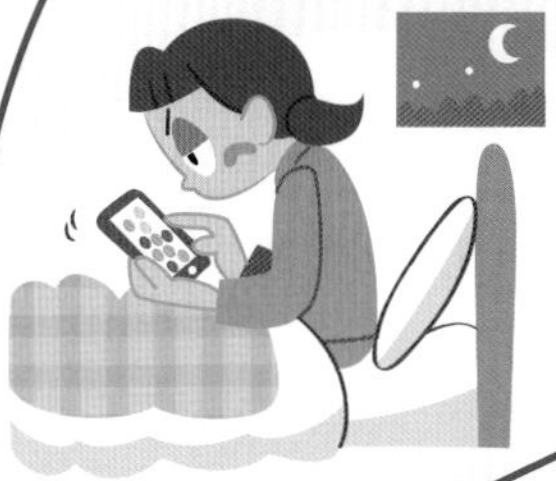

運動不足

運動不足で筋肉が硬くなり、血行が悪くなる

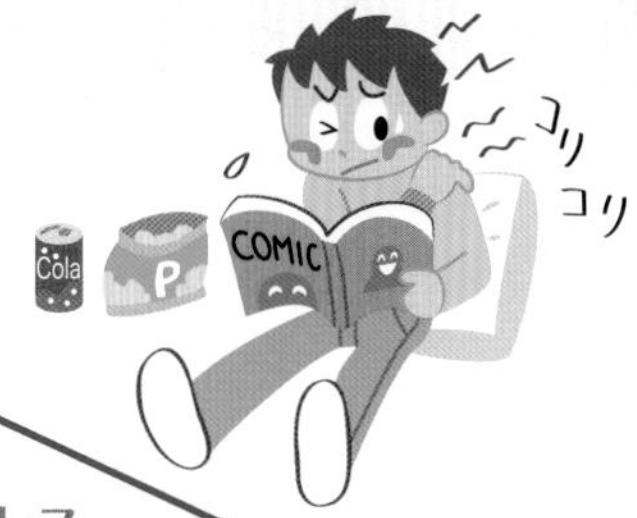

精神的ストレス

学校生活に何らかのストレスを感じていることがある。引っ越しや転校などで環境が大きく変わったときも注意が必要

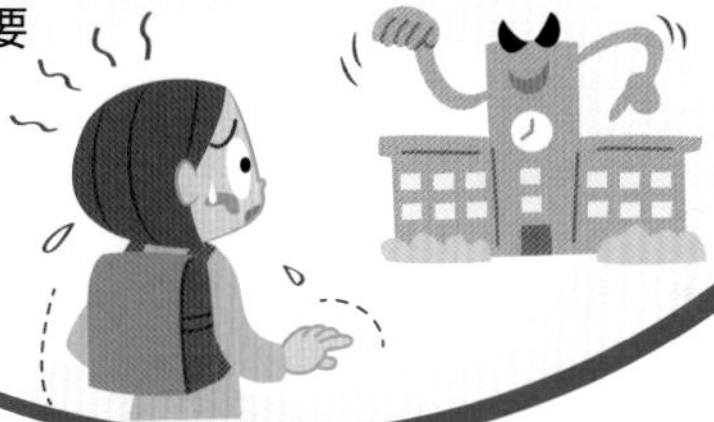

対処のしかた

- スマホやタブレットは、親子で使用時間のルールを決める
- 枕の高さや硬さを調節する
- 身長に合った机・椅子で勉強する
- 積極的に運動する
- 子どもの話をよく聞く　など

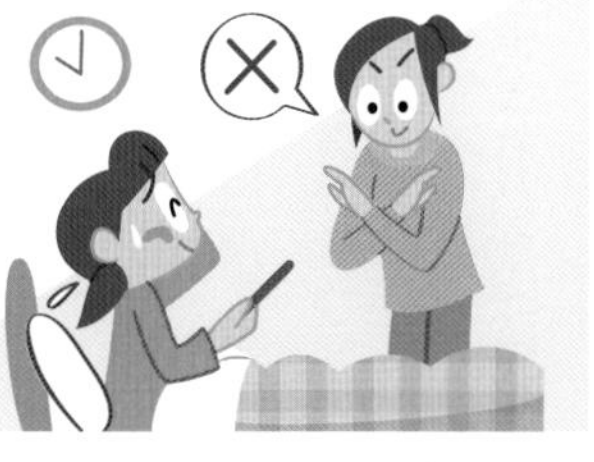

毎日のように起こる「慢性連日性頭痛」

朝起きられない、不登校の陰に頭痛があることも

「慢性連日性頭痛」とは、1日4時間以上、1ヵ月に15日以上の頭痛が3ヵ月以上持続するものをいいます。これまでにもあった頭痛が、ある時期から連日起こるようになることもあれば、頭痛はほとんど経験したことがないのに、ある時期から急に頻繁に起こるようになることもあります。主体となる頭痛も片頭痛であったり、緊張性頭痛であったりと様々で、もともと片頭痛持ちであった子どもに、学校生活などのストレスから緊張性頭痛が加わり、慢性連日性頭痛に移行するケースもあります。

慢性連日性頭痛の痛みは、始まりと終わりがはっきりせず、だらだらと続きます。吐き気や嘔吐といった腹部症状はほとんどみられず、あったとしても軽度です。

頭痛は平日の朝に起こることが多く、学校を休みがちになるのも大きな特徴です。症状は慢性化しながら重症化していくことが多いため、結果、学校の長期欠席につながります。慢性連日性頭痛の子どもは、他の一次性頭痛（片頭痛や緊張性頭痛）の子どもと比べて、7日間以上学校を欠席する割合は2倍、1ヵ月以上学校を欠席する割合は4倍という報告もあります。

ただ、頭痛が起きているときも活動の制限は少なく、歩いたり、起きてテレビを見たり、ゲームをしたりすることができます。学校を休んでいても、好きなことはできてしまうため、親は、わが子の不登校の背景に頭痛があることに、なかなか気づけない場合もあります。子どもが急に朝、起きられなくなったり、学校に行けなくなったりしたときは注意が必要です。

慢性連日性頭痛の症状と特徴

症状

- 1日4時間以上、1ヵ月に15日以上の頭痛が3ヵ月以上持続している
- これまでもあった頭痛が、ある時期から急に頻発するようになった
- ある時期から急に毎日のような頭痛が起こるようになった
- 頭痛は平日の朝に起こることが多く、休日に起こることは少ない
- 頭痛は始まりと終わりがはっきりせず、だらだらと続く
- 吐き気や嘔吐はみられないか、あっても軽度

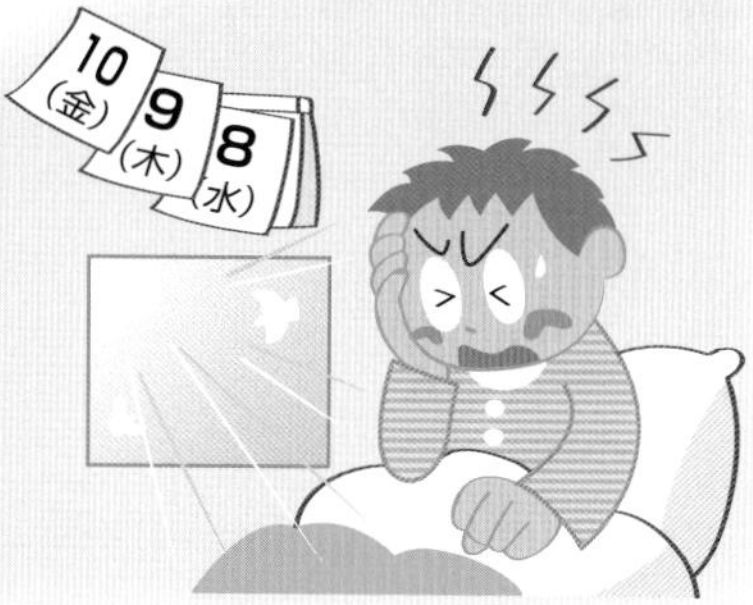

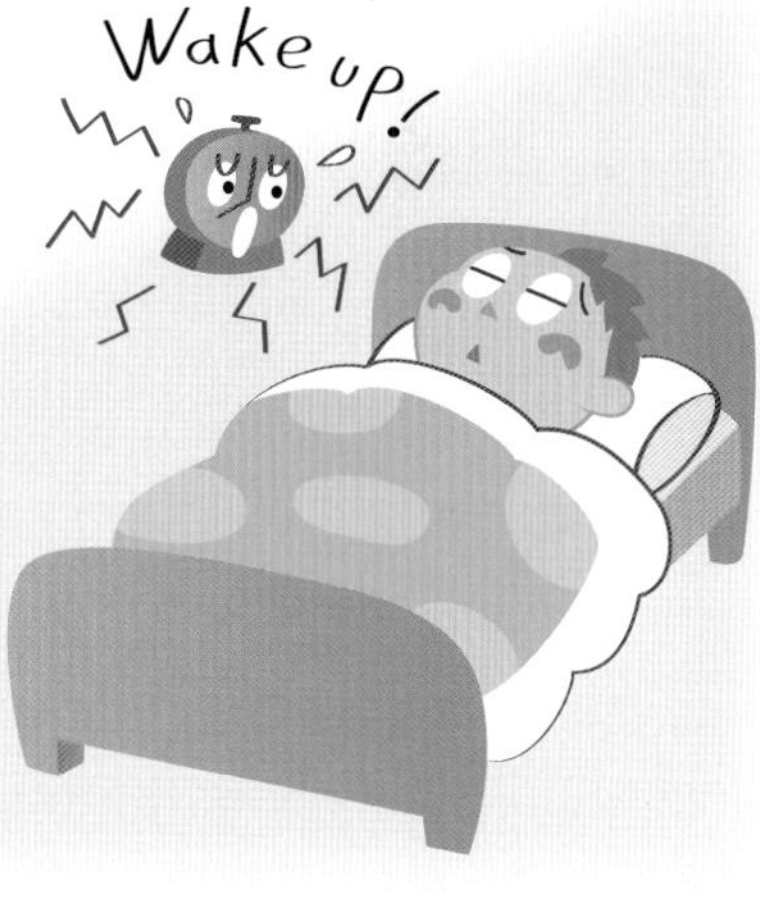

生活・行動

- 朝、起きられない
- 学校へ行けない（長期欠席につながる）
- 頭痛が起こっているときも生活の制限は少ない
- 歩いたり、テレビを見たり、ゲームをしたりできる

慢性連日性頭痛の要因

慢性連日性頭痛の要因としては、まず1つに、もともとあった頭痛が慢性化するということが考えられます。くり返し起きていた緊張性頭痛が、ある時期からほぼ毎日起こるようになり、学校の長期欠席につながるような重度の緊張性頭痛に移行するというったケースです。

また、もともとあった片頭痛に緊張型頭痛を併発し、これが慢性化していくこともあります。片頭痛は比較的薬が効きやすい頭痛ですが、薬が効かない頭痛が増えてきたときは、緊張型頭痛の併発が疑われるので注意が必要です。

次に年齢です。慢性連日性頭痛は思春期の子どもに発症しやすい傾向があります。小学校から中学校へ、中学校から高校へと進む過程では、受験のための塾通いが始まったり、進学によって環境が大きく変わったりします。子どもによっては、これらの変化が大きなストレスとなり、発症の引き金になることがあるのです。

環境の変化でいえば、引っ越しや転校のあと、夏休み明けの9月なども、学校を欠席することが多くなるタイミングといえます。このような場合は、心の成長とともに改善されていくケースも多いので、親は過剰に心配せず、子どもの生活環境を整えて見守ってあげることも大切です。

また、慢性連日性頭痛の子どもは、自分を出すのが苦手で、必要以上に人に気を遣うタイプが多いようです。このような子どもは、「うるさい」「嫌だ」などと、自分の気持ち出せるようになることが改善につながります。

一方で、慢性連日性頭痛には、「起立性調節障害」や「過敏性腸症候群」など、併発しやすい病気がいくつかあります。それぞれ頭痛とは別の対処や治療が必要になるので、症状を見逃さないよう注意が必要です。

慢性連日性頭痛の要因は？

もともとあった片頭痛や緊張型頭痛

もともと片頭痛持ちだったところへ、ストレスによって緊張型頭痛が加わり、さらに、ストレスによって悪化・慢性化して慢性連日性頭痛につながることがある

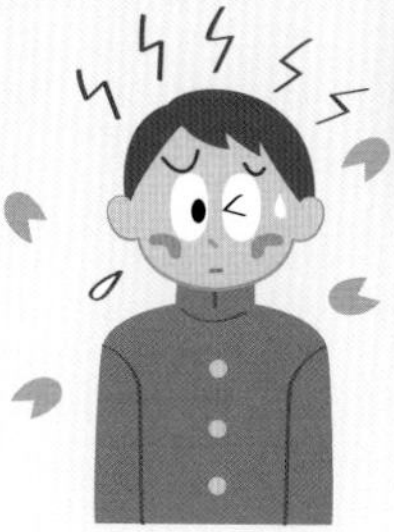

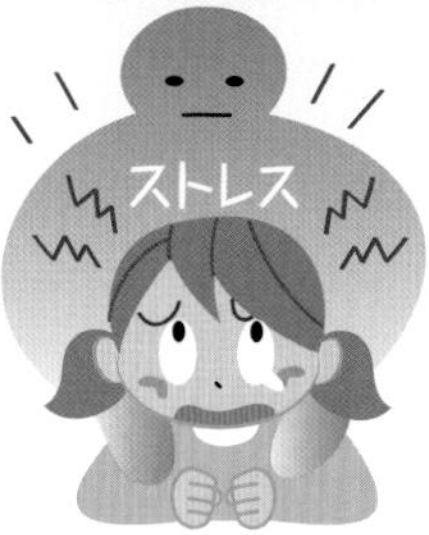

思春期の環境の変化

中・高校受験のために塾通いが始まったり、進学によって環境が大きく変わることが大きなストレスとなり、発症の引き金になる

内向的、我慢強い

内向的で必要以上に人に気を遣うタイプの子どもに多い。また、頑張りすぎや我慢強い子どもにもよくみられる

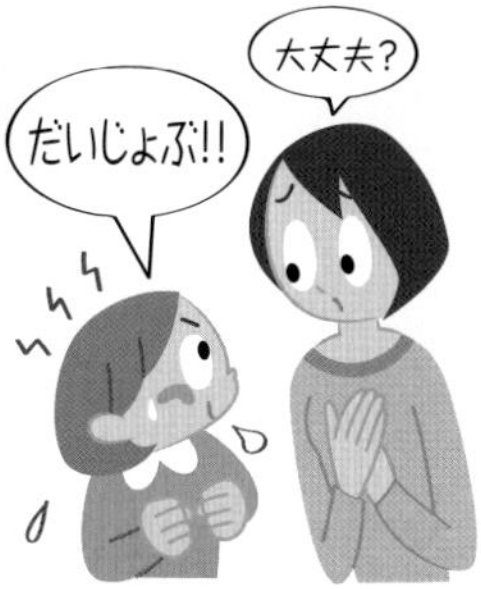

●慢性連日性頭痛と併発しやすい病気

起立性調節障害	自律神経の不調により、起立時に身体や脳への血流が低下する病気。朝起きられない、朝の食欲不振、立ちくらみやめまいを起こしやすいなどの症状が起こる
過敏性腸症候群	過度のストレスや自律神経の乱れによって、腸そのものに異常はないのに下痢や便秘、下腹部痛、おなら、腹部《ふくぶ》膨満《ぼうまん》(お腹が張って苦しい状態)などをくり返す病気。精神的なストレスで症状が悪化する
精神疾患	慢性連日性頭痛の子どもには、不安障害やうつ病、適応障害などの精神疾患の共存がしばしばみられる。とくに多いのが不安障害で、夏休みなどの長期休暇中や休日は元気なのに、平日になると頭痛を訴えて登校できなくなるといったケースがよくある

気をつけなくてはいけないのが二次性頭痛

もやもや病や髄膜炎など脳にかかわる病気

子どもの二次性頭痛は、風邪やインフルエンザなどのウイルス性疾患によるものが多く、副鼻腔炎や虫歯が原因で頭痛が起こることもあります。

気をつけなくてはならないのは、脳にかかわる病気です。なかでも、子どもによくみられるのが「もやもや病」や「髄膜炎」などです。

もやもや病とは、脳に血液を送っている動脈の先端が徐々に細くなって閉塞し、かわりに毛細血管が異常に発達してしまう病気です。片頭痛に似た症状のほか、脳に必要な血液が送られなくなるため、手足に力が入らない、ろれつが回らない、けいれんを起こすなどの症状が起こります。これらの症状は一過性ですが、年齢が上がるにつれて脳梗塞や脳出血のリスクが高まるので、軽視してはいけません。

髄膜炎は、風邪や副鼻腔炎、中耳炎などをきっかけに、脳と脊髄を覆っている髄膜に細菌やウイルスが感染して炎症を起こす病気です。頭痛に発熱、吐き気や嘔吐をともない、後頭部から首にかけて硬く硬直する症状がみられることもあります。脳に炎症が及ぶ「脳炎」に進行することもあり、その場合は意識低下やけいれんが起こります。いずれも命にかかわることが多いので、緊急の受診が必要です。

また、子どもは頭が身体全体にくらべて大きく、重心が頭部に偏りがちになるため転びやすく、転んだときに頭部を打撲する確率が高くなります。頭部外傷後に頭痛を訴える場合は、「急性硬膜外血腫」や「急性硬膜下血腫」を生じているかもしれません。いずれも血腫が脳を圧迫するため、頭痛以外にも様々な症状が現れます。手足の麻痺や意味不明の言動が目立つ場合は要注意です。

子どもの二次性頭痛を引き起こす脳の病気

もやもや病

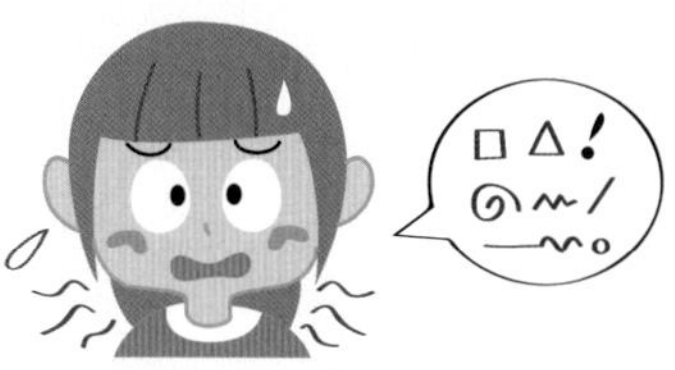

- 片頭痛に似たズキンズキンという拍動性の頭痛がよく起こる
- 手足に力が入らない、ろれつが回らない、言葉が出ない、けいれんなどの症状をくり返す
- 病気が進行すると脳の高次機能障害を招き、急にもの覚えが悪くなったり、成績が下がったりすることがある

髄膜炎・脳炎

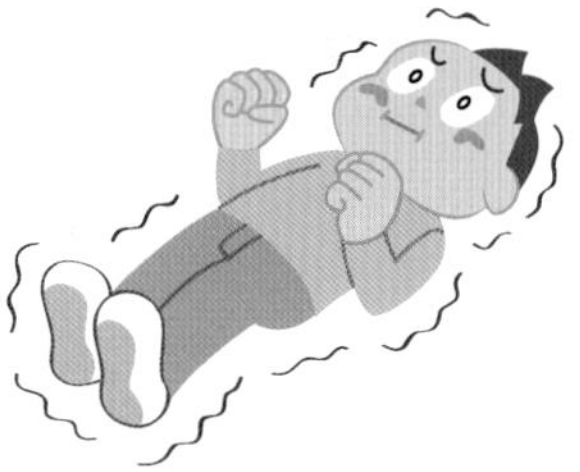

- 頭痛に発熱、吐き気や嘔吐をともなう
- 後頭部から首にかけて硬直する
- 脳炎に進行すると、意識低下やけいれんを起こすことがある

急性硬膜下血腫

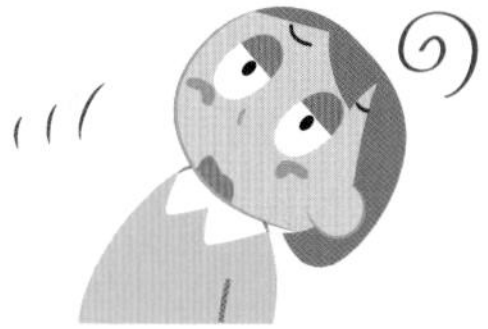

- 受傷直後から意識障害をともなう
- 頭痛、吐き気、嘔吐、けいれん、めまい、麻痺、感覚障害などがみられる

急性硬膜外血腫

- 受傷直後の意識障害は一過性で、その後、意識清明期（意識が一時的に正常状態になること）を経て、意識障害が急速に進行する
- 時間の経過とともに血腫が大きくなるので、徐々に意識状態が悪くなる
- 頭痛、吐き気、嘔吐、麻痺などがみられる

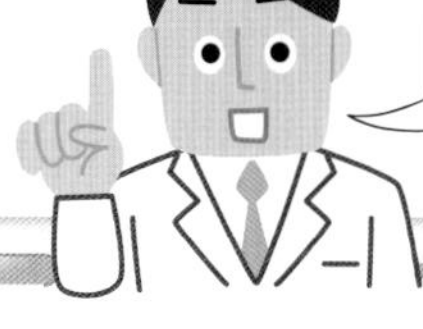
そのほかにも、子どもの二次性頭痛を引き起こす脳の病気には「脳腫瘍」、「脳動静脈奇形」、「脳下垂体腫瘍（ラトケ嚢胞《のうほう》）」などがあります

てんかん

小児特有の二次性頭痛としては、「てんかん」によるものがあります。

てんかんとは、突然、脳が異常に興奮して、意識がなくなったり、異常な行動をとったり、筋肉の硬直（けいれん）を起こす発作をくり返したりする病気です。原因不明に起こる「特発性」と、髄膜炎や脳炎、頭部外傷など様々な脳の病気にともなったり、その病気の回復後に起こったりする「症候性」があります。

子どものてんかん発作には、脳の一部が興奮して起こる「部分発作」と、脳全体がいっせいに発作を起こす「全般発作」に大きく分けられます。部分発作には、手足がひきつったり、体の一部が勝手に動いたりする運動発作、光が見える、音が聞こえる、手がしびれるなど、感覚が異常になる感覚発作、吐き気や頭痛が起こる自律神経発作などがあります。全般発作では、意識を失う欠神発作、全身が硬直する強直発作、全身に力が入らなくなる脱力発作などが起こります。

てんかんの発作にともなう頭痛やてんかん発作後に起こる頭痛は、「てんかん性頭痛」と呼ばれ、自律神経の乱れによって脳の血管が拡張して脳が腫れるため起こります。自律神経の乱れは、吐き気や嘔吐などといった腹部症状も生じさせることから、てんかん性頭痛は片頭痛とよく似ており、鑑別が難しい場合が少なくありません。同じ子どもに片頭痛発作とてんかん発作が、それぞれ独立して生じる場合もあります。閃輝暗点など片頭痛の前兆が引き金となり、てんかん発作を起こすこともあります。

また、症候性てんかんの原因疾患の症状として頭痛を生じる場合もあり、てんかんと頭痛の関係は非常に複雑です。てんかん発作が疑われる症状が起こったときは、専門医を受診し、詳しく検査することが重要です。

てんかん性頭痛とは？

てんかん発作は2つのタイプに分けられる

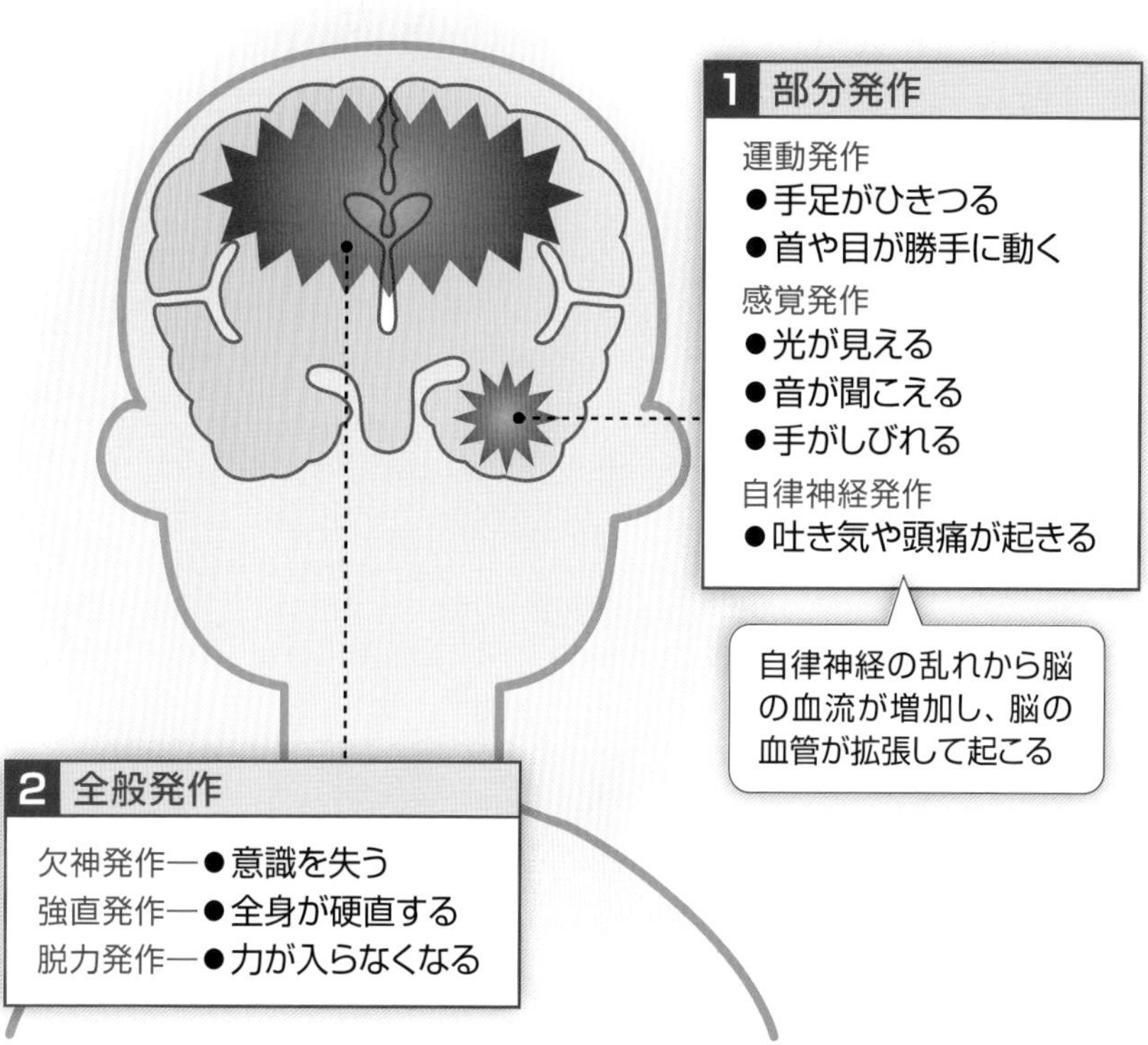
1 部分発作
運動発作
●手足がひきつる
●首や目が勝手に動く
感覚発作
●光が見える
●音が聞こえる
●手がしびれる
自律神経発作
●吐き気や頭痛が起きる
自律神経の乱れから脳の血流が増加し、脳の血管が拡張して起こる
2 全般発作
欠神発作—●意識を失う
強直発作—●全身が硬直する
脱力発作—●力が入らなくなる

てんかん性頭痛の特徴

- 突然起こる頭痛発作で、発作をくり返す
- 頭全体または両側前頭部が早朝に痛む
- 頭痛の持続時間は数分～数時間
- 吐き気や嘔吐をともなう
- 頭痛発作を説明する脳内病変がないことが多い
- 発作後に眠くなる
- 脳波の検査でてんかん波がみられる
- 抗てんかん薬が有効
- 片頭痛の家族歴がないこともある

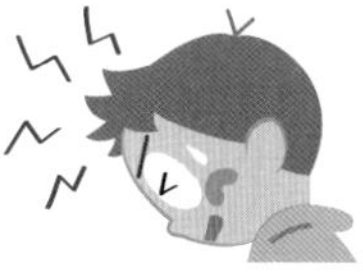

幼児期の注意する頭痛

幼児期に頭痛をともなう病気

幼児期（1〜6歳くらい）の子どもが頭痛を訴えるときに、まず考えられるのは、細菌やウイルスが上気道に感染して炎症を引き起こす「風邪」や「インフルエンザ」です。いずれも発熱、咳、のどの痛み、鼻水などの症状をともない、とくに発熱があると頭痛が引き起こされます。ただし、熱がなくてもひどい鼻詰まりや咳があると、頭がボーっとしたり、子どもによっては「頭が痛い」と訴えることがあります。

感染・炎症が中耳や副鼻腔に波及して起こる「中耳炎」や「副鼻腔炎」も頭痛の原因となります。中耳炎では耳の痛みや耳だれ、副鼻腔炎では鼻詰まりやドロドロした鼻水とともに頭痛が起こります。

幼児期の子どもが頭痛を訴えるときは、まず熱があるかどうか、鼻水やのどの痛み、咳などの風邪症状、あるいは耳や鼻の症状があるかどうかを確認することが重要です。なお、吐き気や嘔吐、麻痺、けいれん、意識障害などをともなう頭痛は、髄膜炎や脳炎、頭部外傷による硬膜下血腫や硬膜外血腫、脳腫瘍など危険な病気の可能性があります。直ちに受診するようにしてください。また、子どもでもまれに高血圧によって頭痛が起こることがあります。この場合は、高血圧の原因を突き止めることも重要になります。

一方で、とくに原因となる病気が見つからないのに、くり返し頭痛を訴える場合は、片頭痛や緊張型頭痛が考えられます。早い子どもでは幼稚園くらいから頭痛発作が起こるようになるので、原因不明の頭痛を軽視せず、一度は専門医を受診し、詳しい検査をするようにしてください。

幼児期の頭痛

幼児期(1～6歳くらい)の頭痛をともなうおもな病気は…?

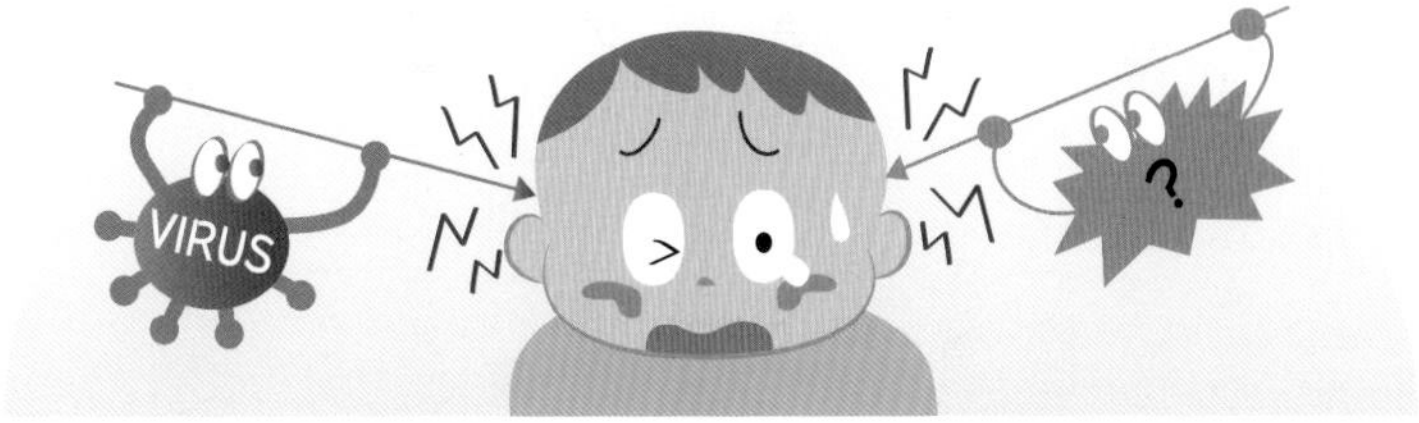
VIRUS
?

感染症

風邪、インフルエンザなど

発熱、咳、のどの痛みなどの症状にともない頭痛が引き起こされる

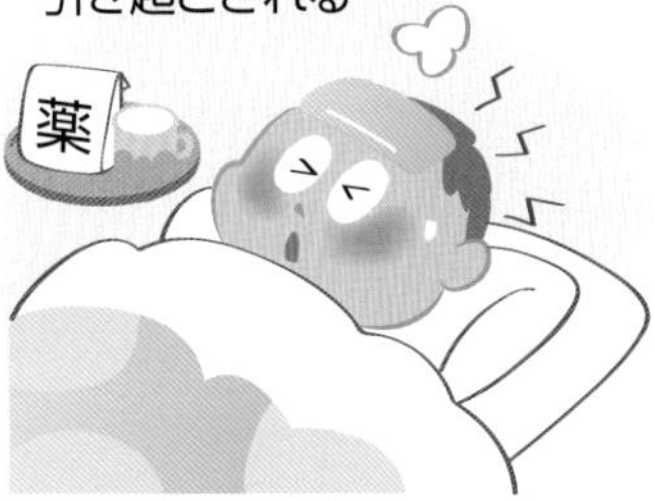
薬

中耳炎、副鼻腔炎

耳の痛みや鼻づまり、ドロドロした鼻水とともに頭痛が引き起こされる

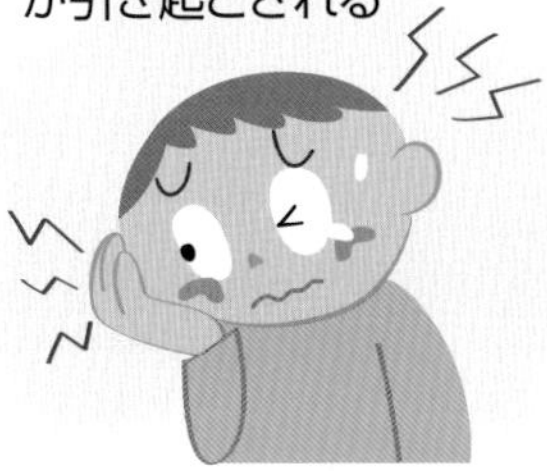

病気が特定できない場合　片頭痛や緊張型頭痛などを疑う

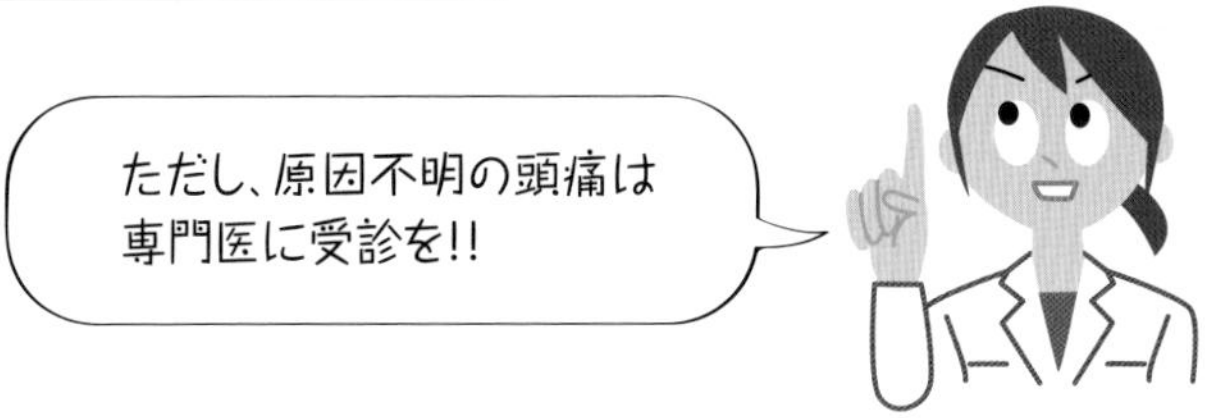
ただし、原因不明の頭痛は
専門医に受診を!!

小児期から思春期に注意する頭痛

小児期・思春期に頭痛をともなう病気①

幼児期に頭痛をともなう病気は、あらゆる年齢でみられます。それをふまえたうえで、学童期（6〜12歳くらい）・思春期（11歳頃〜18歳くらい）に注意すべき頭痛について見てみましょう。

学童期以降になると、頭痛の訴え方がはっきりしてくることもあり、目立ってくるのが片頭痛や緊張型頭痛といった一次性頭痛です。学校では保健室で休むことが増えたり、登校できない日が出てくることもあるのですが、親や周囲のおとなが子どもにも片頭痛や緊張型頭痛が起こるということを知らないと、「怠けているだけだろう」「学校を休む口実なのだろう」などと、誤解されることが少なくありません。子どもが熱もないのに頻繁に頭痛を訴えるときは、一次性頭痛を疑い、頭痛を引き起こす誘因がないか、片頭痛の前兆や予兆が起きていないかなど、子どもの訴えをよく聞くとともに、注意深く観察する必要があります。

また、思春期の頭痛には、「起立性調節障害」がかかわっている場合もあります。起立性調節障害とは、自律神経系の異常によって、起立時に身体や脳への血流が低下する病気で、片頭痛体質の小児に起こりやすく、成人になると片頭痛へと移行することもあります。頭痛のほか、朝起きられない、朝の食欲不振、めまい、立ちくらみ、失神、長時間立っていられない、疲れやすいなどの症状があります。症状は朝に出やすく、午後には軽減し、テレビやスマートフォンを見て楽しむことができます。症状や状況が慢性連日性頭痛や片頭痛、緊張型頭痛と似ているため、鑑別が難しい場合も多いのですが、両者を併発しているケースもあるので注意が必要です。

小児期・思春期の頭痛　その1

学童期

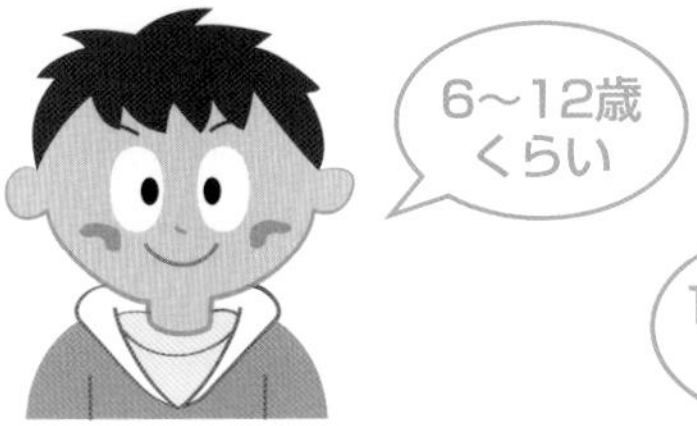
6〜12歳
くらい

思春期

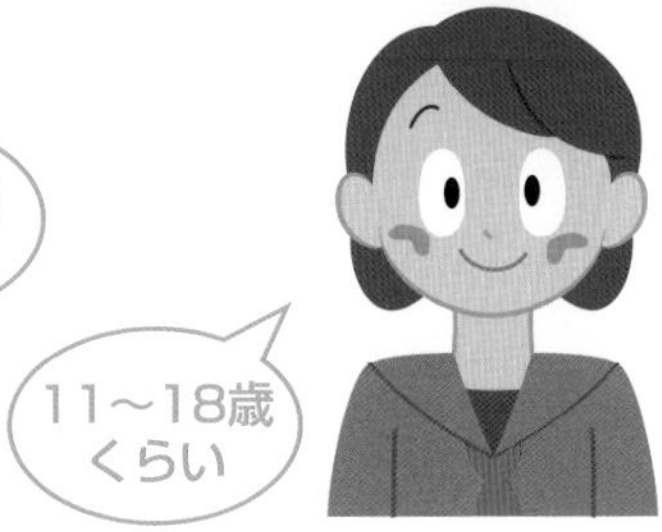
11〜18歳
くらい

片頭痛・緊張型頭痛

目立ってくるのがこの頭痛。前兆など子どもを注意深く観察することが大切

起立性調節障害

自律神経の異常により起立時に血流がいちじるしく低下する病気。頭痛も症状の1つ

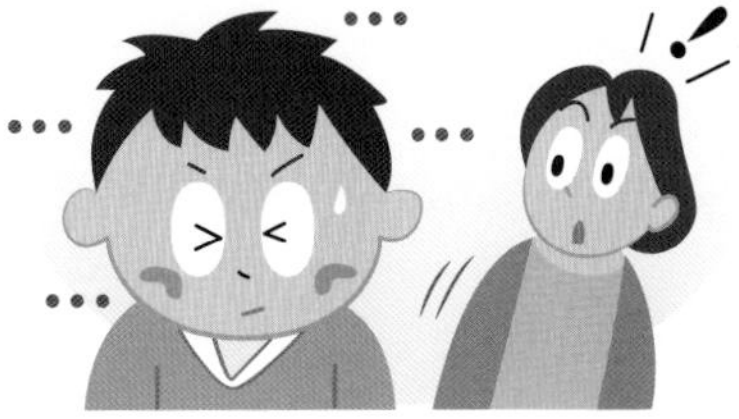

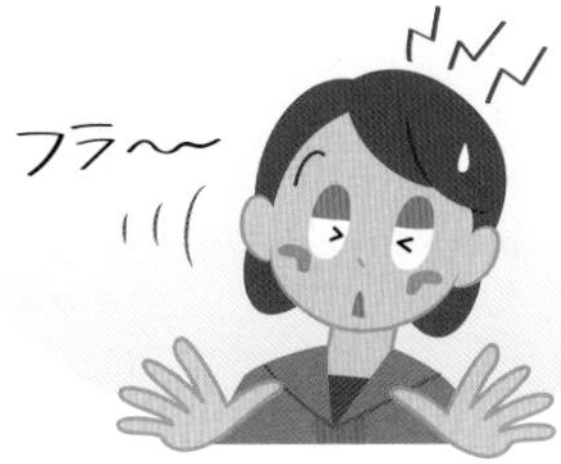
フラ〜〜

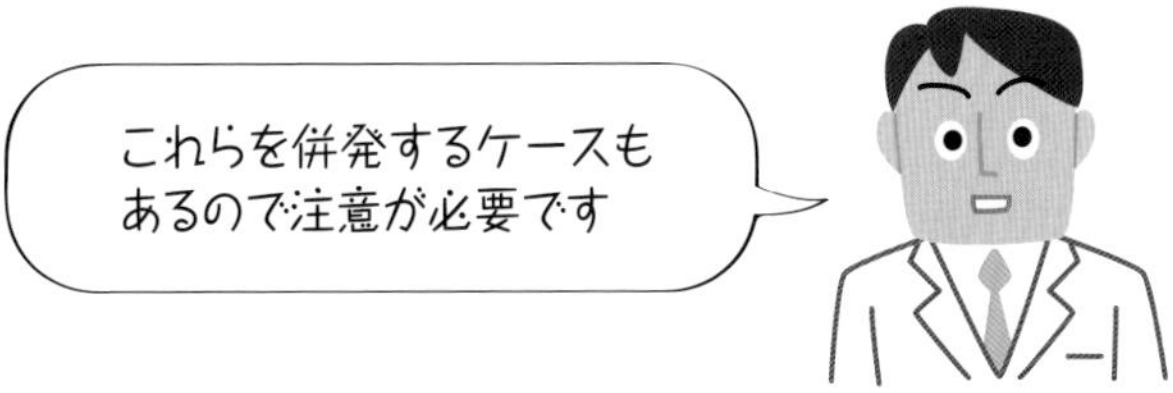
これらを併発するケースも
あるので注意が必要です

小児期・思春期に頭痛をともなう病気②

小児期・思春期の頭痛には、心理社会的ストレスが関与していることが多いものです。子どもの場合、心理社会的ストレスとは、学校ストレスと家庭ストレスです。学校ストレスは、いじめなどの友人関係、学業の遅れのほか、症状に対する学校側の理解不足などによって生じます。家庭ストレスとしては、ネグレクト（育児放棄）や虐待、拒否的・支配的・過干渉などが考えられます。そして、これらのストレスの生じやすさには、子ども本人の性格や発達特性が深くかかわってきます。たとえば、がんばり過ぎる子どもや我慢強い子ども、人に気を遣い過ぎる子どもなど、いわゆるおとなから見た「良い子」は、ストレスを抱えやすい傾向があります。

一方で、幼児期からこだわりが強い、言語発達が遅い、音過敏や光過敏、知覚過敏、コミュニケーションがとりにくい、指示が通りにくい、得意なことと不得意なことの差が著しい、空気を読むのが苦手などの特徴がある子どもには、発達障害が潜在している可能性が高いといえます。これらの特徴が顕著であれば、幼児期に診断を受けることもあったでしょうが、境界域、いわゆるグレーゾーンの場合、発達障害の存在は見逃され、学校でも家庭でも「聞き分けの悪い子どもだ」などと、叱責をくり返されることが少なくありません。結果、子どもにとっては学校も家庭もストレスになり、頭痛や朝の起床困難など生活に支障を来たすようになります。

心理社会的ストレスが関与する頭痛の特徴としては、脳の血流が低下しない横になった状態（臥《が》位《い》状態）で頭痛が起こることが多いといいます。たとえば朝目覚めたときに、体を起こす前から頭痛や頭重感を自覚するのです。心理社会的ストレスの関与が強いと考えられる場合は、心の面からの診療を優先しますが、なかには脳波の異常により早期からの頭痛を訴えることもあり注意が必要です。

小児期・思春期の頭痛　その2

子どもの心理社会的ストレスが頭痛を引き起こす

学校ストレスによる頭痛

- いじめなどの友人関係
- 学業の遅れ
- 頭痛などの症状に対する学校側の理解不足

など

家庭ストレスによる頭痛

- ネグレクト（育児放棄）
- 虐待
- 拒否的・支配的・過干渉

など

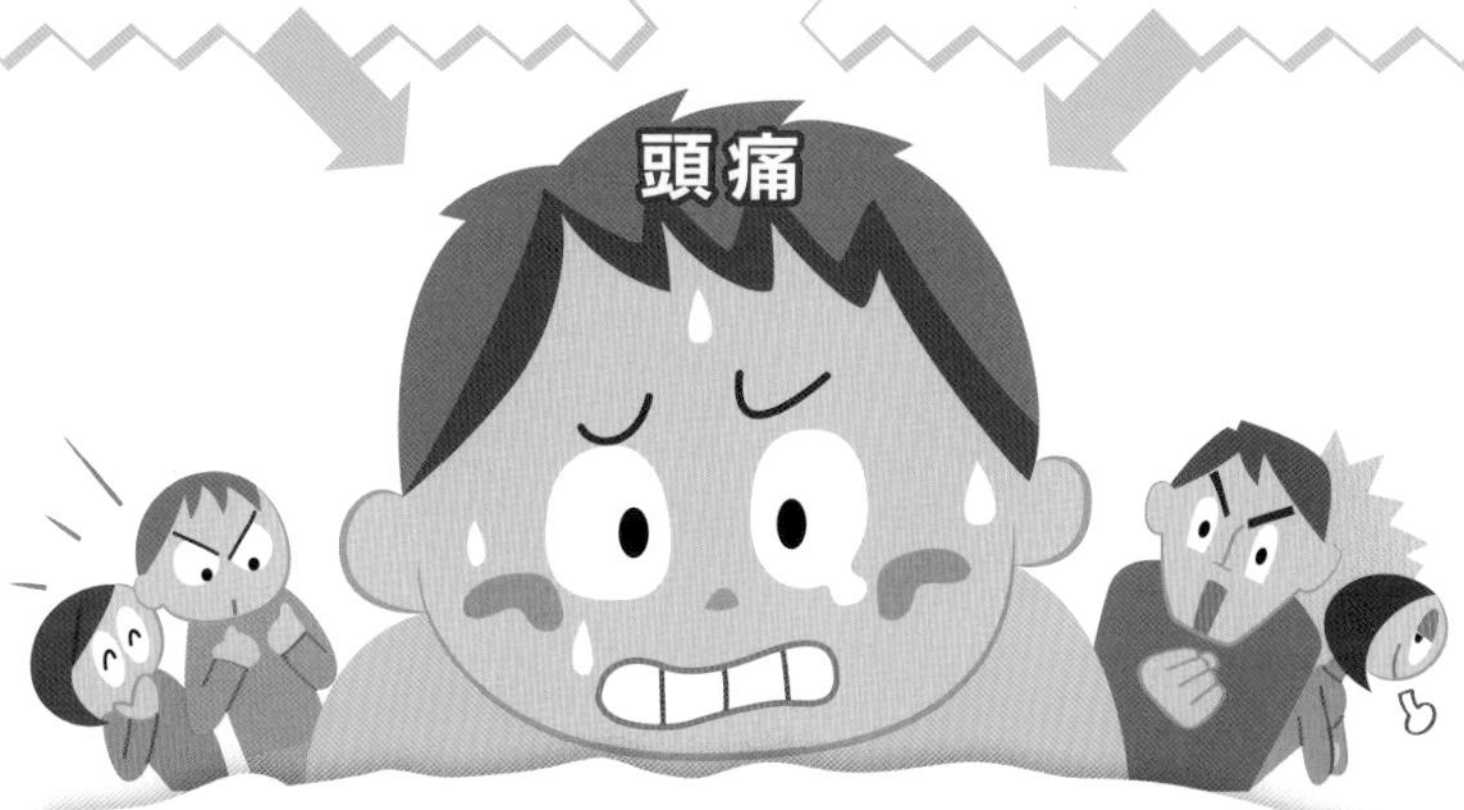

おとなから見た「良い子」はストレスを抱えやすい。
我慢強い、がんばり過ぎ、人に気を遣い過ぎる　など

発達障害が潜在していることも…

- こだわりが強い
- 言語発達が遅い
- 音過敏、光過敏、知覚過敏
- コミュニケーションがとりにくい
- 指示が通りにくい
- 多動
- 得意なことと不得意なことの差が激しい
- 空気が読めない

など

朝、目覚めたとき、起き上がる前から頭痛や頭重感を自覚している場合は、心理社会的ストレスが関与する頭痛を疑いましょう。

心の面からの診療を優先させます

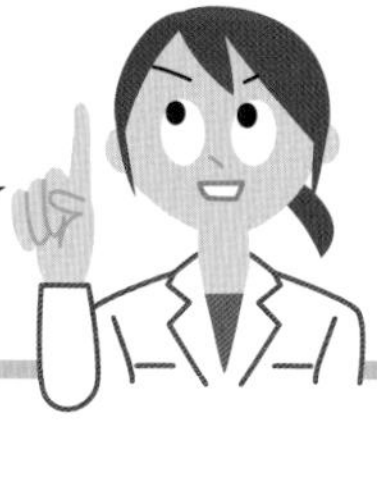

病院の選び方とかかり方

わが子の頭痛は何科に行けばいいのか?

子どもが頭痛を訴えるとき、保護者は受診すべきなのか、受診するとしたら何科を受診すべきなのか、迷われることもあるでしょう。

子どもの頭痛で最も多いのは、風邪などによる発熱にともなう頭痛です。風邪の場合は、安静にして過ごし、解熱すれば頭痛も治ります。急な高熱で、インフルエンザが疑われる場合は、かかりつけの小児科を受診するようにします。また、副鼻腔炎や中耳炎が疑われる場合は耳鼻咽喉科になります。

頭痛がどんどん強くなる場合や、我慢できない強い痛み、嘔吐、麻痺、けいれん、意識障害などをともなう頭痛は、急いで受診する必要があります。とくに頭部外傷後に5分以上の意識消失、麻痺やしびれ、脳の腫れなど重篤な症状が見られる場合は、すぐに画像検査ができる施設を受診してください。

発熱がないのに頻繁に頭痛を訴える場合は、片頭痛や緊張型頭痛、慢性連日性頭痛、起立性調節障害などが考えられます。かかりつけの小児科、または脳神経外科、神経内科、もしくは頭痛外来への受診がすすめられます。

ただし、簡単な問診だけで、鎮痛薬を処方して「診察は終わり」という医師は避けた方がよいといえます。原因不明の頭痛、すなわち一次性頭痛の診断に最も重要なのは問診です。子どもや保護者の話をよく聞いてくれる医師、より具体的な質問ができて、かつ診断や治療法についてもわかりやすく丁寧に説明してくれる医師であれば安心です。

どこを受診すればよいのかわからないときは、頭痛の診療を専門とする「日本頭痛学会」の専門医に診てもらうのがおすすめです。

受診先と医師の上手な選び方

受診先の選び方

風邪やインフルエンザなどによる発熱にともなう頭痛

↓

かかりつけの小児科

副鼻腔炎や中耳炎による頭痛

↓

耳鼻咽喉科

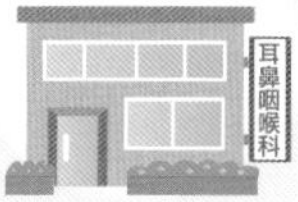

どんどん強くなる頭痛、我慢できない強い痛み、麻痺やけいれん、意識障害などをともなう危険な頭痛

↓

早急 画像検査ができる施設を受診

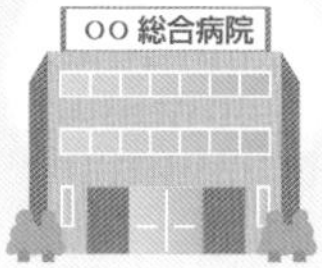

発熱がないのに頻繁に起こる頭痛

↓

かかりつけの小児科、脳神経外科、神経内科、頭痛外来など

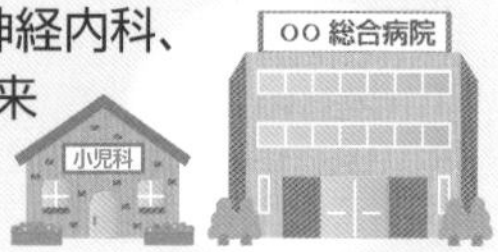

こんな医師なら安心できる！

- 子どもや保護者の話をよく聞いてくれる
- より具体的な質問ができる
- 診断や治療法についてわかりやすく丁寧に説明してくれる

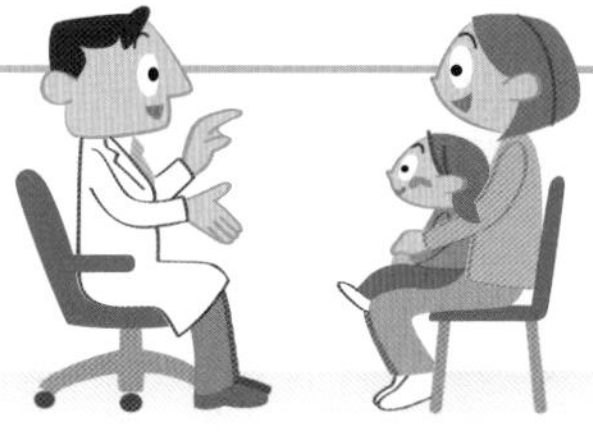

どこを受診すればよいかわからない場合は、「日本頭痛学会」の専門医に診てもらうのが安心！ ▶ 「日本頭痛学会」 ■認定頭痛専門医一覧 https://www.jhsnet.net/ichiran.html

病院で医師に伝えるべきことは？

子どもを観察し、訴えをよく聞く

受診の際は、限られた時間を有効に使って子どもの状態を医師に伝えなければなりません。子どもが自分の症状を正確に表現するのは難しいので、親は普段から子どもをよく観察し、子どもの訴えをよく聞くことが重要になります。

問診では、まず「頭のどこがどのように痛むのか」「頭痛に前兆や予兆はあるか」「吐き気や嘔吐、腹痛など腹部症状はあるか」「どのくらいの頻度で頭痛が起きるのか」「頭痛があるときに温めるのと冷やすのとでは、どちらが楽になるか」「頭痛があるときに頭や体を動かすと痛みが増すか」「光や音、匂いに過敏になるか」など、症状について質問されます。

さらに、「頭痛持ちの家族歴」「乗り物酔いをしやすいか」「頭痛は天候に左右されるか」などのほか、「これまでに使用したことのある市販薬」や「これまでにかかった病気」、「現在、頭痛のために困っていること」などといった質問にも答えられるようにしておきましょう。

また、頭痛の診断や誘因を探るためには、頭痛が起こっているときだけに注目するのではなく、「頭痛が起こる前、誰と何をしていたのか」を観察することが重要です。とくに子どもの片頭痛は、ストレスから解放されたとき、緊張が解かれたときに発症しやすい傾向があります。つまり、「頭痛が起こっているときに何をしているか」よりも、「頭痛が起こる前は何をしていたのか」の方が、診断や誘因に近づくことができる可能性が高まるのです。

伝えなければならないことはたくさんあります。受診するときは、前もってポイントを整理したメモをつくっておき、持参するとよいでしょう。

問診で聞かれること、伝えたいこと

最初の頭痛について

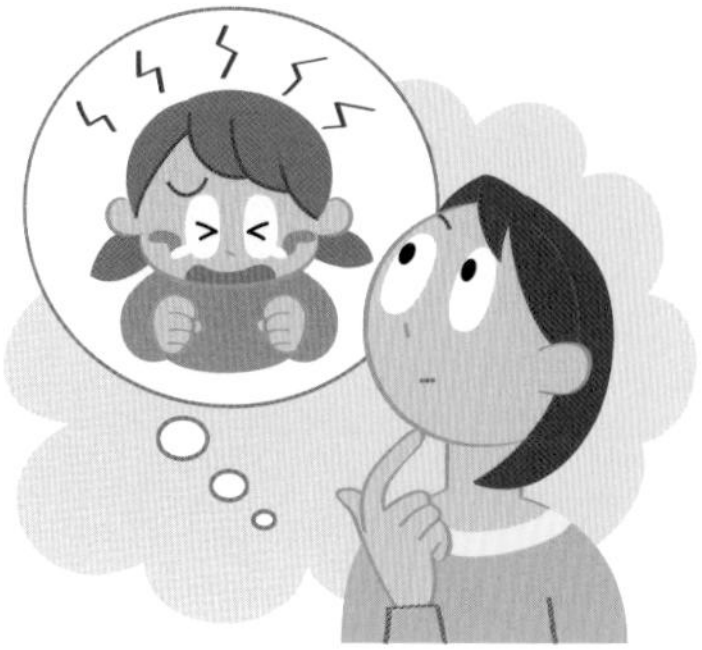

- 最初の頭痛はいつ頃から始まったか
- どこが、どのように痛かったか
- 前兆・予兆、随伴症状（ある疾患や状態に付属して起こる副次的な症状）はあったか
- それ以降の頭痛の頻度　など

現在の頭痛について

- どこが、どのように痛むのか
- 前兆・予兆があるか
- 吐き気や嘔吐、腹痛や下痢などの腹部症状はあるか
- 鼻水や涙が出るなどの症状はあるか
- 週、あるいは月に何回くらい頭痛が起きるか
- 頭痛があるときは温めるのと冷やすのとでは、どちらが楽になるか
- 頭痛があるときに頭や体を動かすと痛みがひどくなるか
- 頭痛があるときに音や光、匂いを不快に感じるか
- 天候によって頭痛発作が起きたり、症状が悪化したりするか
- 天候に左右される場合は、どんな天候か
- 頭痛が起こる前、誰と何をしていたか
- 頭痛が起きる前にやっていることに共通点はあるか　など

その他

- 家族や身近な親族に頭痛持ちの人がいるか
- 自家中毒※をよくおこす、あるいは幼児期によく起こしていた
- 乗り物酔いをしやすいか
- 本人や兄弟が熱性けいれんを起こしたことがあるか
- これまでに使用したことのある鎮痛薬の種類と使用頻度、効果について（処方薬、市販薬）
- これまでにかかったことのある病気
- アレルギー、ぜんそく、花粉症はあるか
- 頭痛のために日常生活や学校生活で困っていることはあるか　など

※自家中毒……周期性嘔吐症とも呼ばれ、急に腹痛や嘔吐をくり返すものをいう。普段は元気な子どもが、運動会や学芸会などのイベントの翌日に起こすことが多い。

子どもに市販薬を飲ませるときには

自己判断や安易な使用に注意！

子どもが頭痛を訴えるときは、市販の鎮痛薬を飲ませたくなることもあるでしょう。しかし、診断を受けていない頭痛で、安易な自己判断により、子どもに薬を飲ませるのは、受診のタイミングを遅らせることにつながりかねません。結果、症状を悪化させてしまう場合もあるので、市販薬に頼る前に、まずは医療機関を受診し、診断を受けるのが望ましいといえます。医師から片頭痛や緊張性頭痛の診断が下っている場合は、用法・用量を守って市販薬を用いるのもよいでしょう。

市販の鎮痛薬の鎮痛成分には、アスピリン、アセトアミノフェン、イブプロフェン、ロキソプロフェンなどがありますが、子どもに飲ませてもよいのは、「アセトアミノフェン」のみです。医療機関では「イブプロフェン」が医師の判断のもと、5歳以上の子どもにも処方されることがありますが、副作用のリスクがあるため、市販薬では15歳未満の子どもには禁忌とされています。

「アスピリン」も子どもに使ってはいけない成分です。気管支ぜんそくを悪化させることもあり、また、ウイルス性の病気にかかった子どもにアスピリンを飲ませると、脳や肝臓に障害が起こる「ライ症候群」という病気を発症する危険があるからです。子どもの頭痛がインフルエンザによるものなのか、いつもの片頭痛なのか、一般の人には判断できません。子どもの頭痛には、アスピリンを含む鎮痛薬は用いないでください。

市販薬でも「子ども用鎮痛薬」であれば、ほとんどがアセトアミノフェンを主成分としており、子どもに禁忌の成分は含まれていないので安心です。

市販の鎮痛薬を用いるときは細心の注意を！

市販の鎮痛薬で子どもに飲ませてもよいのは、「アセトアミノフェン」のみ

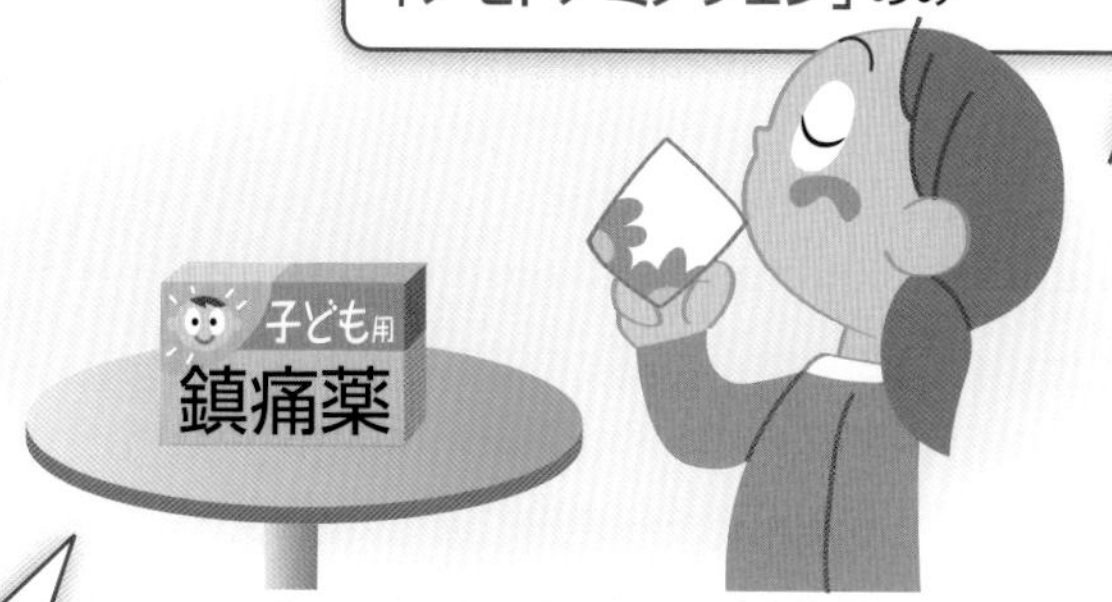

できれば、アセトアミノフェン単一成分の薬がよい。

「子ども用鎮痛薬」は、ほとんどがアセトアミノフェンを主成分としている。禁忌の成分も含まれていないので安心！

注意が必要な成分

●アスピリン●

気管支ぜんそくを悪化させることもあり、また、インフルエンザや水ぼうそうなど、ウイルス性の病気にかかった子どもがアスピリンを服用すると、脳の障害や肝機能障害を起こす「ライ症候群」を発症する可能性がある。日本では、15歳未満の子どもに対して、インフルエンザや水ぼうそうでアスピリンは禁忌とされている

●イブプロフェン●

医療機関では医師の判断のもと、5歳以上の子どもにもイブプロフェンが処方されることがあるが、副作用のリスクが高いため、市販薬では15歳未満の子どもには禁忌とされている

●カフェイン●

子どもに禁忌ではないが、カフェインは依存が生じやすく、薬剤の使用過多による頭痛につながる可能性があるので注意が必要。子ども用鎮痛薬に含まれている場合がある

column

頭痛は一生続くの?

頻繁にくり返すつらい頭痛に悩まされている人のなかには、「こんなことが一生続くのか…?」と、不安に思う人もいることでしょう。では、慢性頭痛は本当に一生続くのでしょうか?

結論から申し上げると、どんな頭痛もきれいさっぱり完治させる治療法というのは、残念ながら存在しません。しかし、正しい治療と適切なセルフケアによって、症状をコントロールすることは十分に可能です。つらい頭痛が一向によくならないという人は、一度も受診しておらず、自己判断で市販薬を飲んでやり過ごしていないでしょうか? また、定期的に受診して薬をもらっているのによくならないという人は、本当にその人に合った正しい治療に行き着いていないだけかもしれません。

同じ慢性頭痛でも、片頭痛と緊張型頭痛では対処法が全く異なります。たとえば、緊張型頭痛が起こっているときは、首の後ろを温めると痛みが和らぎますが、片頭痛は逆に痛む場所を冷やした方がよいといいます。また、緊張型頭痛は体を動かすと少し楽になりますが、片頭痛は頭や体を動かすと痛みが悪化します。自分が抱えている頭痛がどのタイプなのか、正しい診断を受けていないと、真逆の対処をしてしまうこともあるのです。

頭痛の専門医を受診し、適切な診断と治療を受けている人のなかには、もう何年も頭痛発作が起きていないという人がたくさんいます。頭痛が完治したわけではないけれど、十分にコントロールできているということです。

くり返すつらい症状を断ち切るためにも、まずは一刻も早く専門医を受診し、正しい診断と適切な治療を受けることが大切です。

第3章

頭痛の診断と治療、薬との付き合い方

頭痛外来では、問診を中心に様々な検査によって頭痛のタイプを診断し、診断結果に応じた生活指導と薬物療法を行います。急性期の痛みを抑える薬とともに、今はよく効く予防薬もあります。まずは受診し、適切な診断を受けましょう。

適切なケアや診察を受けている人は少ない

頭痛外来で劇的に改善するケースも

わが国では、実に国民の4人に1人が慢性的な頭痛に悩まされているというのに、適切なケアや診察を受けている人は1割にも満たないといいます。その理由としては、頭痛はありふれた症状だけに、「頭痛ごときで受診するなんて…」という偏見が依然として強いのと同時に、「頭痛は治療が必要な病気であり、今はこんな治療法がある」という情報が十分に行き届いていないことが考えられます。

慢性頭痛の治療は、薬物療法と生活指導の両軸で成り立ちます。とくに片頭痛や緊張型頭痛は、日常生活に症状を引き起こす誘因が隠れていることが多く、自身の頭痛の誘因を把握するとともに、できるだけ誘因を避けながら、頭痛を起こしにくい生活を心がけることが重要になります。

一方、頭痛の薬物療法では、近年、片頭痛を予防する注射薬（94頁）が登場し、片頭痛の治療が劇的に進化しました。また、漢方薬（124頁）といった選択肢があることも、あまり知られていないのが現状でしょう。

そして、こうした包括的な治療を受けるためには、頭痛治療に精通した医師、できれば頭痛外来など頭痛の専門科で診てもらうことをおすすめします。実際、頭痛外来を受診し、劇的に改善したというケースは多いものです。

月に10回以上も頭痛に悩まされ、その都度、市販の鎮痛薬を服用しているという人、あるいはひどい頭痛で度々寝込んでしまい、日常生活や社会生活に明らかな支障を来たしているという人は、できるだけ早く頭痛外来を受診し、適切な診断と治療を受けましょう。

頭痛に悩んでいる人は「頭痛外来」へ

頭痛外来とは

頭痛全般について診断や治療を行う専門科。「病気が引き起こしている頭痛（二次性頭痛）」なのか、「命に関わることはない慢性頭痛（一次性頭痛）」なのかを問診や診察、検査などで判断する。また、必要に応じて適切な診療科を紹介し、慢性頭痛の場合には、頭痛のタイプを明らかにして適切な治療や生活指導を施し、頭痛をコントロールすることを目指す

↓

こんなときは、早めに頭痛外来の受診を！

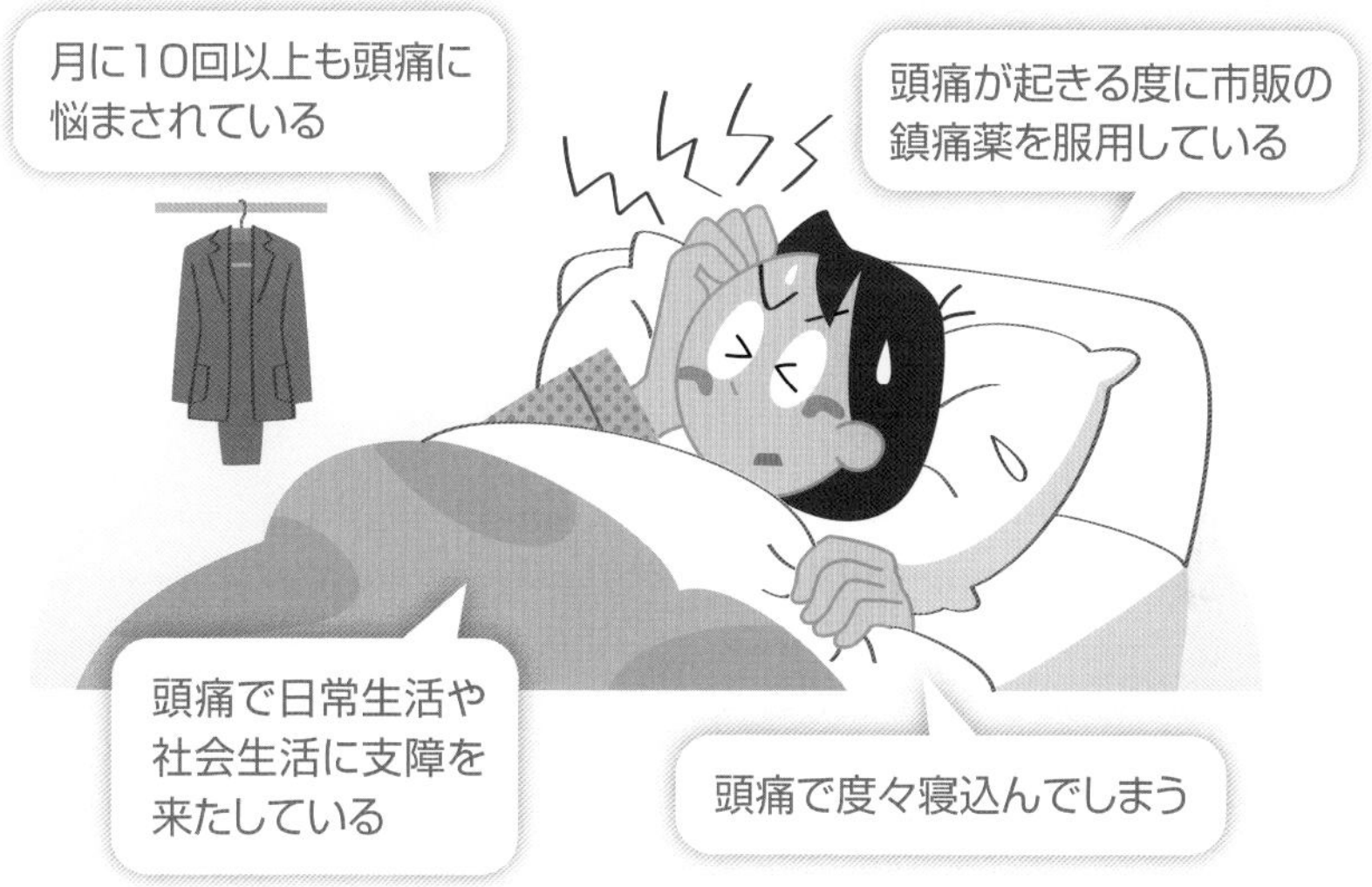
月に10回以上も頭痛に悩まされている
頭痛が起きる度に市販の鎮痛薬を服用している
頭痛で日常生活や社会生活に支障を来たしている
頭痛で度々寝込んでしまう

突然起こった頭痛、いつもとは違う頭痛、だんだんひどくなる頭痛などは、命に関わる危険な二次性頭痛の可能性もあります。この場合は、脳神経外科や脳神経内科など、CTやMRIなどの画像検査の設備が整った医療機関を直ちに受診するようにしてください

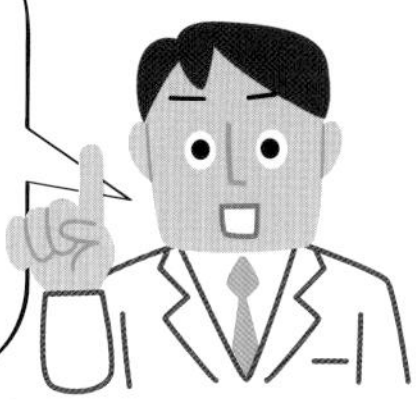

頭痛外来ですること

問診

頭痛を訴えて受診するときは、基本的には一般内科や脳神経内科でも対応可能ですが、できれば頭痛外来のある医療機関を受診するのがよいでしょう。

頭痛外来でまず行われるのは「問診」です。あらゆる病気の診察において、問診は基本中の基本ですが、こと頭痛に関しては問診で診断が決まるといっても過言ではありません。なぜなら、頭痛という症状は、本人にしかわからない自覚症状だからです。

例えば糖尿病や高血圧であれば、血糖値や血圧の数値を見て、診断を確定することができます。しかし、頭痛には片頭痛や緊張型頭痛を決定づける検査数値というものがありません。頭痛外来の医師は、どこがどのように痛むのか、痛みが起こる頻度や持続時間など、患者さんから聞き出した情報を手がかりに頭痛のタイプを判断します。ですから患者さんは、問診にはできるだけ正確かつ具体的に答えられるようにしておく必要があるのです。

実際の外来では、患者さん本人が「問診票」を記入するところから始まります。問診票には、「頭痛はいつ、どのように起きたか」、「頭のどの部位が、どのように痛むのか」、「痛みの強さ」、「痛みの持続時間」、「痛みが起こる頻度」、「頭痛以外にも症状、予兆があるか」などのほか、「その症状が日常生活や社会生活にどう影響しているのか」、「薬の服用歴とその効果」などを記入します。ご自身の頭痛をきちんと把握していないと、記入もれがあったり、その後の医師による問診にもあいまいにしか答えられず、正しい診断につながりません。問診票に記入する内容は、事前にメモなどにまとめておくようにしましょう。

問診ではこんなことを聞かれる

■ 問診票の記入事項(例) ■

1. いつ頃から頭痛がありますか？　(　)年前・ヶ月前・週間前・日前
2. 頭痛が起こる頻度は？
   ほぼ毎日／週・月・年に(　)回位／数年に1回程度
3. 頭痛の持続時間は？　(　)秒・分・時間・日位
4. どのような痛みですか？
   ズキンズキンと脈打つような痛み／締め付けられるような痛み／重苦しい／その他(　　)
5. どこが痛みますか？
   頭の片側(右・左)／頭の両側／頭全体／後頭部／首筋／目の奥／その他(　　)
6. 頭痛が起こる前に予兆のような症状がありますか？
   とくになし／目の前がチカチカする／首や肩がこる／生あくび／異常な空腹感／その他(　　)
7. 頭痛と一緒に他の症状はありますか？
   吐き気・嘔吐／めまい・耳鳴り／目の充血・涙／手足のしびれ／首や肩のこり／その他(　　)
8. 頭痛が起きているときに音や光、匂いなどが気になりますか？
   とくに気にならない／音／光／匂い／その他(　　)
9. その頭痛で食事はとれますか？　とれる／なんとかとれる／とれない
10. 仕事や家事、学校への影響は？　休むことがある／休んだことはない
11. 頭痛のときに鎮痛薬を飲んでいますか？
    いつも飲む／飲むときもある／飲まない
12. 鎮痛薬を飲んでいる方は、薬の効果はありますか？
    効果あり／効くときと効かないときがある／効果なし
13. 鎮痛薬を飲んでいる方は、薬の種類は何ですか？
    使っている薬の名前(　)／とくに決まっていない／薬の名前は覚えていない
14. 頭痛で他の病院を受診したことは？
    ある(病院名　　　　　)／ない
15. 他の病院で受けた検査は？
    とくになし／CT・MRI(　　年頃　　結果は異常あり・異常なし)
16. 親や兄弟姉妹に頭痛持ちの人はいますか？
    いる(母・父・兄弟姉妹)／いない
17. 【女性の方へ】 月経時は？
    痛みがひどくなる／変わらない

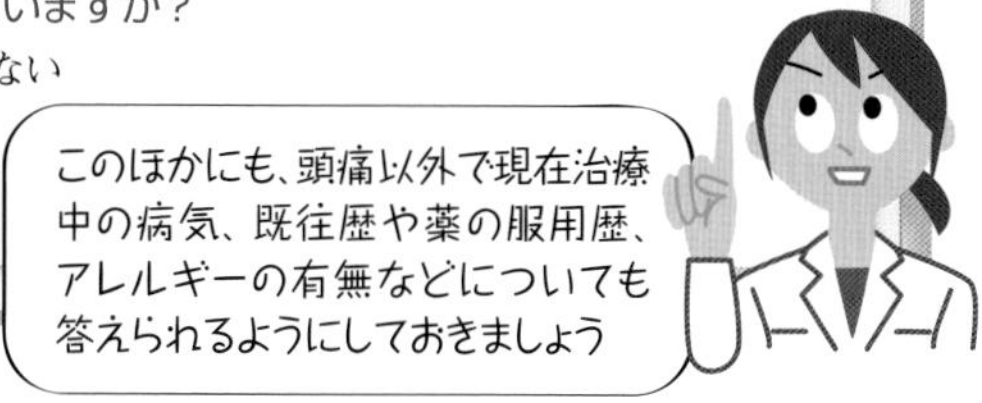
このほかにも、頭痛以外で現在治療中の病気、既往歴や薬の服用歴、アレルギーの有無などについても答えられるようにしておきましょう

画像検査

画像検査には、X線検査や超音波検査、CT（コンピュータ断層撮影）検査、MRI（磁気共鳴画像）検査、核医学検査などがありますが、通常、頭痛外来で行われるのは「頭部CT検査」、または「頭部MRI検査」です。ただし、CTやMRIでは、片頭痛や緊張型頭痛、群発頭痛などといった一次性頭痛を診断することはできません。では、なぜ画像検査が必要になるのかといえば、それは二次性頭痛の有無を確認するためです。

二次性頭痛には、脳の重大な病気や生死に関わる危険な病気が潜んでいる場合があります。一次性頭痛を最終的に診断するのは問診や診察ですが、一次性頭痛と診断するためには、原則として二次性頭痛が否定されなければなりません。CTやMRIだけで一次性頭痛を診断することはできませんが、一次性頭痛の診断には、CTやMRIによる二次性頭痛の否定が不可欠だということです。

頭部CT検査では、頭部にX線を照射し、コンピュータで処理して頭部を輪切りにした状態の断面図を映像化します。検査時間が10～15分位と比較的短いため、脳挫傷や脳出血、くも膜下出血など、緊急性の高い出血性の疾患を迅速に診断することができます。

頭部MRI検査は、強力な磁気と電波を使って脳の断面図を映し出す検査です。色の濃淡の表現力に優れているため、CTよりも鮮明な画像を得ることができます。やわらかい組織や血管などの撮影にも長けており、脳腫瘍や脳動脈瘤、くも膜下出血などの早期発見に役立ちます。

その他にも、頭痛外来では脳の血管の形状や位置を調べる「MRA検査（磁気共鳴血管撮影法）」、造影剤を用いて脳の病変をより見えやすくする「造影CT検査」、造影剤を注入して脳の血管をX線撮影する「脳血管造影検査」などを行うこともあります。

二次性頭痛の有無を確認する画像検査

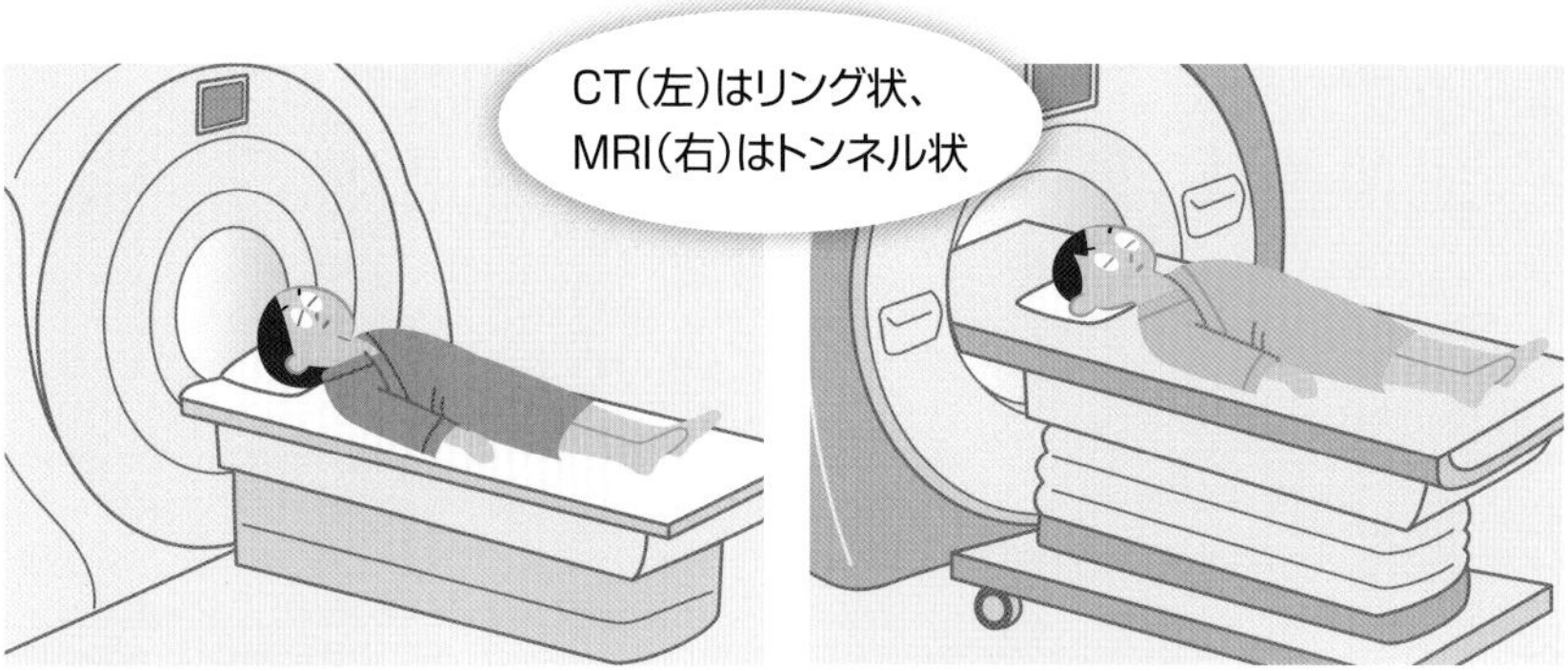

頭部CT検査

頭部にX線を照射し、画像化。脳挫傷や脳出血、くも膜下出血など、緊急性の高い出血性疾患を迅速に診断することができる

頭部MRI検査

強力な磁気と電波を用いて、画像化。画像はCTより鮮明で、やわらかい組織や血管などの撮影に向いており、脳腫瘍や脳動脈瘤、くも膜下出血などの発見に役立つ

●頭部CT検査と頭部MRI検査のメリット・デメリット

	CT検査	MRI検査
特徴	X線を利用した検査	磁気と電磁波を利用した検査
メリット	●検査時間が比較的短い(10〜15分位) ●騒音、閉塞感が少ない ●体内に金属が入っていても検査できる	●放射線被曝がない ●造影剤を使わずに血管画像が得られる ●CTよりも鮮明な画像が得られる
デメリット	●放射線被曝がある ●造影剤を使わないと血管の状況がわからない ●色の濃淡がわかりづらい	●検査時間が比較的長い(20分〜1時間前後) ●検査の音が大きく、閉塞感を感じやすい ●体内に金属があると検査ができない

髄液検査、血液検査、脳波検査

頭痛外来では、必要に応じて「髄液検査」や「血液検査」、「脳波検査」などを行うことがあります。

髄液検査は、くも膜下出血や髄膜炎、脳炎などが疑われるときに行う検査です。髄液（脳脊髄液ともいう）とは、脳や脊髄（脊柱ののなかを通っている太い神経の束）と、それらを覆っているくも膜の間に存在する無色透明の液体で、脳や神経を保護する役割をしていると考えられています。

検査では、腰椎の骨と骨の間に針を刺して髄液を採取し、髄液の成分、圧力、色などを調べます。正常の場合、髄液は無色透明ですが、髄膜炎では白っぽく濁ったり、黄色になったりします。また、赤い場合は、くも膜下出血が疑われます。その他にも、髄液に異常がみられる場合は脳や脊髄の損傷、脳腫瘍、がんの脳や脊髄への転移などが疑われます。

血液検査は、主に髄膜炎などの感染症が疑われる場合に行います。一般的な血液検査と同様、白血球数の変化や炎症反応の有無を調べます。また、毎日頭痛が続くような場合は、甲状腺ホルモンの異常の可能性もあるので、血液検査で甲状腺ホルモンの濃度などを調べることもあります。

脳波検査とは、脳の神経細胞から放出される微弱な電気を波形にして、神経細胞が正常に機能しているかどうかを調べる検査で、主にてんかんの有無を調べるときに行います。一方で、慢性頭痛のときは脳が異常な興奮に陥っており、光の刺激で独特の脳波が見られるといいます。専門医でないとその見極めは難しいようですが、慢性頭痛の客観的な補助診断や予防薬の投薬調整の目安として、脳波検査を活用する場合があります。

これらの検査は頭痛を診断するために行われる検査ですが、すでに一次性頭痛と診断されていても、症状が変化したり、頭痛の頻度が増えたりした場合などは、随時検査を行います。

頭痛の診断に必要な検査

髄液検査

腰椎の骨と骨の間に針を刺し、髄液を採取して、髄液の成分、圧、色などを調べる。髄液に異常がみられる場合は、髄膜炎や脳炎、くも膜下出血、脳腫瘍、がんの脳や脊髄への転移などが疑われる

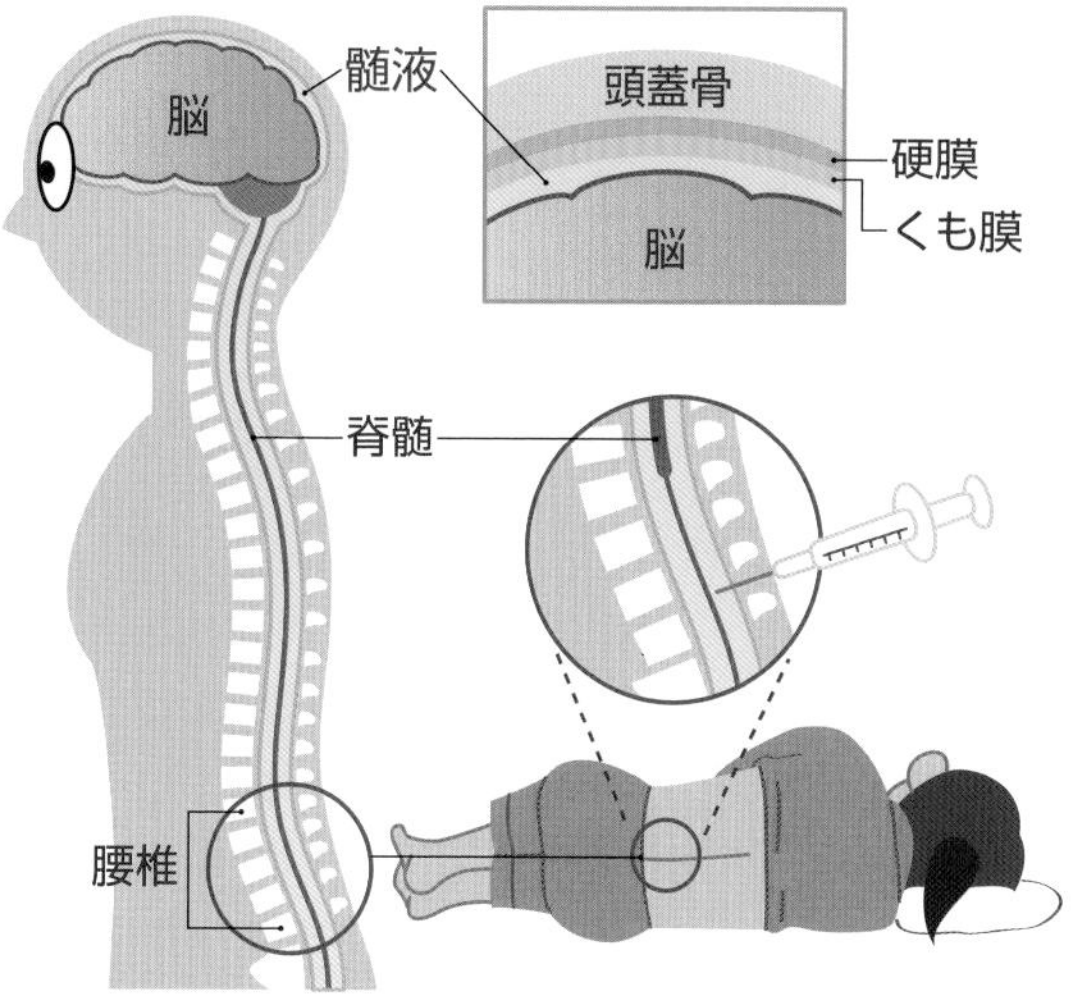

血液検査

髄膜炎などの感染症が疑われる場合は、血液検査で白血球数の変化や炎症反応の有無を調べる。また、片頭痛には甲状腺ホルモンの異常が関わっている場合もあるので、甲状腺ホルモン（FT3,FT4）などや脳下垂体から分泌される甲状腺刺激ホルモン（TSH）を測定することもある

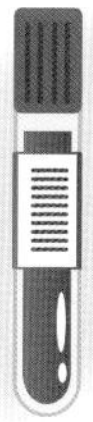

脳波検査

脳の神経細胞から放出される微弱な電気を波形にして、神経細胞の働きを調べる。てんかんの有無を調べるほか、慢性頭痛では光の刺激で独特の脳波がみられることから、慢性頭痛の客観的な補助診断として活用されることもある

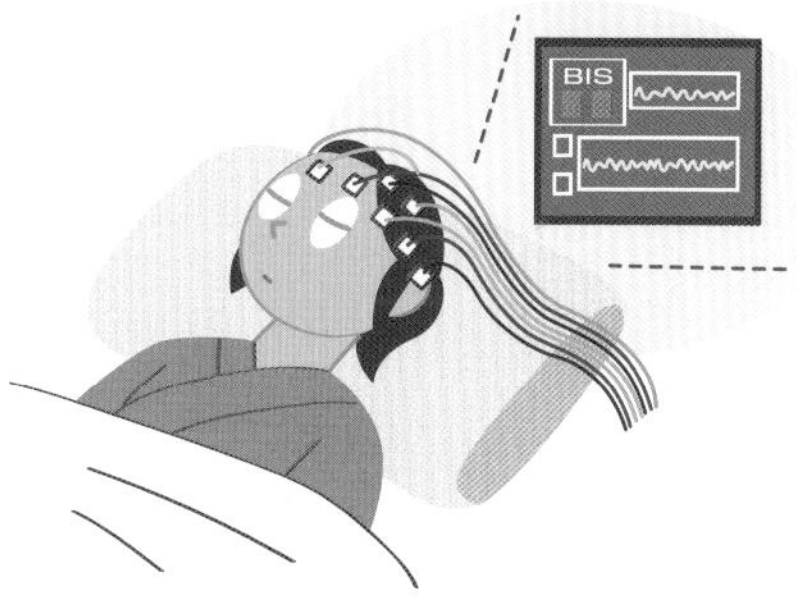

頭痛の診断が下されると

一次性頭痛の診断

様々な検査で二次性頭痛が否定されると、その頭痛は一次性頭痛であると診断されます。

一次性頭痛のなかでも、群発頭痛はまれであると同時に、症状が非常に特徴的です。極めて重度の頭痛で、持続時間は15～180分程度と比較的短く、頭痛とともに目の充血や涙、鼻水や鼻詰まり、発汗などといった症状がみられます。これらの特徴からも、片頭痛や緊張型頭痛と混同されることは少ないと考えられます。

一方で、片頭痛なのか、それとも緊張型頭痛なのかを見極めるのは容易ではありません。肩こりや首筋のこり、非拍動性の締め付けられるような痛みは、緊張型頭痛の大きな特徴ですが、片頭痛でも頭痛が起こる数日～数時間前から、肩こりや首筋の痛みを訴えることが多いものです。

また、片頭痛は頭痛の頻度が増してくると（慢性化）、片側性や拍動性といった特徴や、吐き気や嘔吐、光過敏や音過敏などといった随伴症状が目立たなくなり、緊張型頭痛と非常によく似た頭痛に変化することがあります。さらに、片頭痛と緊張型頭痛を合併しているケースが多いことも、診断を難しくする理由の一つといえます。

片頭痛は、緊張型頭痛にくらべて生活への支障度が高く、一次性頭痛の診断では片頭痛を見逃さないことが重要になります。両者を鑑別する鍵は、問診から聞き取る患者さんの情報にかかっています。適切な診断と治療を受けるためにも、患者さんは日ごろから自身の症状を正しく把握し、受診の際はその症状をできるだけ正確かつ具体的に伝えるよう心がけてください。

区別が難しい片頭痛と緊張型頭痛の診断基準

■ 前兆のない片頭痛 ■

A　B〜Dを満たす頭痛発作が過去に5回以上ある
B　頭痛発作の持続時間は4〜72時間（未治療または治療が無効の場合）
C　頭痛は以下の4項目のうち、少なくとも2項目に当てはまる
①頭の片側が痛む（片側性）
②ズキンズキンとした拍動性の痛み
③中等度〜重度の痛み
④歩行や階段の上り下りなど日常的な動作により痛みが増す、あるいは頭痛のために日常的な動作を避ける
D　頭痛発作中に少なくとも以下の1項目がある
①吐き気または嘔吐、あるいはその両方
②光過敏および音過敏
E　そのほかの疾患が原因ではない

■ 前兆のある片頭痛 ■

A　BおよびCを満たす頭痛発作が2回以上ある
B　以下の前兆症状（いずれも症状は後で元に戻る）が1つ以上ある
①視覚症状　②感覚症状　③言語症状　④運動症状　⑤脳幹症状　⑥網膜症状
C　以下の6つの特徴の少なくとも3項目を満たす
①少なくとも1つの前兆症状は5分以上かけて徐々に進展する
②2つ以上の前兆が引き続き生じる
③それぞれの前兆症状は5分〜60分持続する
④少なくとも1つの前兆症状として、頭の片側が痛む
⑤少なくとも1つの前兆症状として、陽性症状（閃輝暗点、チクチク感など）がある
⑥前兆にともなって、あるいは前兆出現後60分以内に頭痛が発現する
D　そのほかの疾患が原因ではない

■ 緊張型頭痛 ■

A　頭痛は以下の4項目のうち、少なくとも2項目に当てはまる
①頭の両側が痛む
②頭全体を締め付けられるような痛み（非拍動性）
③軽度〜中等度の痛み
④歩行や階段の上り下りなど日常的な動作により痛みが増悪しない
B　以下の2項目を両方とも満たす
①吐き気や嘔吐はない（食欲不振をともなうことはある）
②光過敏や音過敏はあってもどちらか一方のみ
C　そのほかの疾患が原因ではない

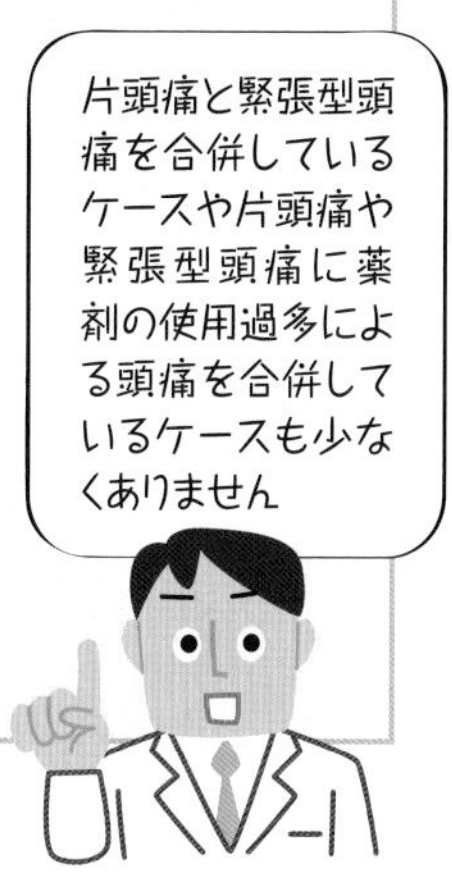
片頭痛と緊張型頭痛を合併しているケースや片頭痛や緊張型頭痛に薬剤の使用過多による頭痛を合併しているケースも少なくありません

※日本頭痛学会・国際頭痛分類委員会訳：国際頭痛分類 第3版.P3-5,P23,医学書院,2018より作成

生活指導と治療をスタート

慢性頭痛の診断が下ると、いよいよ治療のスタートです。慢性頭痛の治療の目的は、「頭痛をコントロール」することにあります。つまり、できるだけ頭痛が起こらないようにすること、そして頭痛が起こってしまったとしても、できるだけ軽くてすむようにすることを目指します。そのためのおもな手段が、「生活指導」と「薬物療法」です。

薬物療法では、頭痛のタイプと患者さんの病態に合った薬を選択し、処方します。頭痛の頻度や重症度が高く、日常生活に支障を来している場合は、頭痛を予防するための薬を使う場合もあります。近年、とくに片頭痛は薬の選択肢が広がり、片頭痛の治療は劇的に進化しています。つらい症状は我慢せず、適切な治療を受けることが大切です。

一方で、慢性頭痛の治療には、生活指導も欠かせません。頭痛発作には、頭痛を誘発する因子と増強させる因子があります。例えば、片頭痛は、特定の食品や飲み物が頭痛発作の引き金になることが知られています。ストレスや睡眠不足、不規則な生活は、片頭痛と緊張型頭痛、共通の誘発・増強因子です。日々の生活ではこれらの因子をできるだけ避けることが重要になります。ただ、なかには天候や月経周期など、避けようのないものもあるでしょう。そのような場合は、処方された薬を適切なタイミングで服用することで、頭痛をコントロールします。

生活指導と薬物療法を併用することで、治療効果の向上が期待できるほか、軽度の片頭痛や緊張型頭痛は、生活指導だけで頭痛をコントロールできる場合も少なくありません。どんなことが頭痛の誘発因子や増強因子になるのかは、患者さんによって異なるので、日ごろから「頭痛ダイアリー」（116頁）をつけるなどして、自身の頭痛を正しく管理するようにしましょう。

「生活指導」と「薬物療法」の2本柱で頭痛をコントロールする

「治療」の目的は── 1.頭痛が起こらないようにする 2.症状を軽くするの2つ

そのためには…

薬物療法

- 急性期の痛みは我慢せず、痛みを和らげるための薬を用いる
- 頭痛の頻度や重症度が高い場合は、頭痛を予防するための薬を用いる

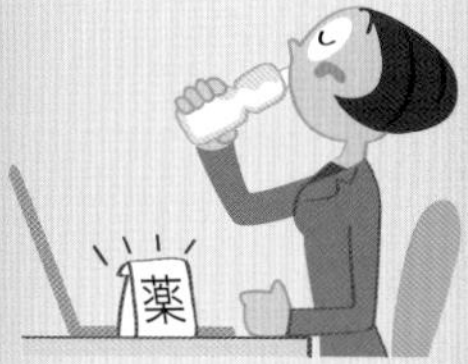

生活指導

- 片頭痛や緊張型頭痛には、頭痛発作を誘発する因子と増強する因子がある
- 自分の誘発因子や増強因子を把握し、できるだけ避けた生活を心がける

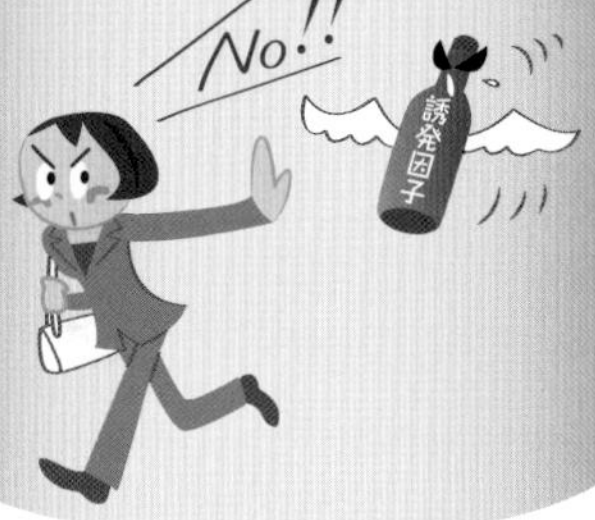

薬を使わない「非薬物療法」もある

「非薬物療法」とは、「行動療法」や「理学療法」、「鍼灸」、「精神療法」など、薬を使わない治療法のこと。頭痛をコントロールする大切な手段の1つで、薬物療法以外の治療法を希望する人、薬物療法を使えない人や効果が得られない人、妊娠または妊娠の可能性のある人、薬剤の使用過多による頭痛の既往のある人などに行うことがある。また、薬物療法と非薬物療法を併用する場合もある

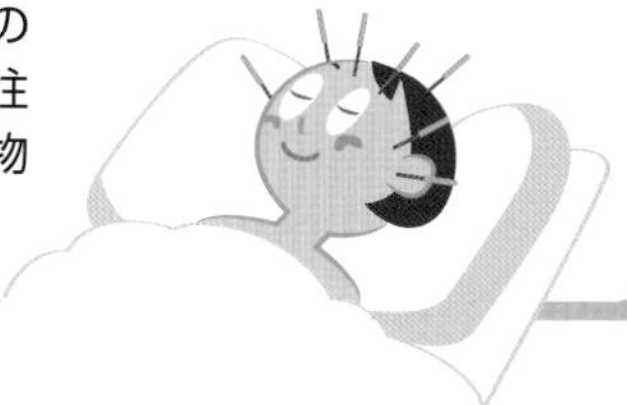

最新の治療法①片頭痛

片頭痛の薬物療法

片頭痛の薬物療法に用いる薬は、今ある症状を抑えるための「急性期治療薬」と、頭痛を予防するための「予防薬」に大きく分けられます。

急性期治療薬としては、痛みを抑える「鎮痛薬」「エルゴタミン」「トリプタン」、吐き気や嘔吐を抑える「制吐薬」などが、頭痛の重症度やその他の症状に応じて用いられます。なかでも、片頭痛の痛みをとる効果が最も高いのはトリプタンです。トリプタンは、脳内の血管周囲にあるセロトニンの受容体に選択的に作用し、異常に拡張した脳血管を収縮させることで痛みを抑えます。また、2022年には、トリプタンとは異なる作用で痛みを抑える「ラスミジタン」が承認されました。ラスミジタンは脳血管には作用せず、三叉神経核にあるセロトニン受容体に作用します。効果はトリプタンと同等で、トリプタンは血管収縮作用があるため脳心血管系の疾患リスクのある人には禁忌ですが、ラスミジタンはそうした人にも投与することができます。また、トリプタン服用後1～2時間経過しても効果が得られない際には、ラスミジタンの追加投与（トリプタンレスキュー服薬法）の有効性が報告されています。

予防薬には、「抗てんかん薬」「抗うつ薬」「β遮断薬」「カルシウム拮抗薬」などがあります。予防薬は、通常6～12ヵ月くらい服用し、頭痛のコントロールが良好になれば中止することができます。

一方で、2021年には画期的な予防薬として3種類の「CGRP関連抗体薬」が登場しました。これらの注射薬は、脳の血管を拡張させて炎症を起こさせる物質の作用を抑え込むことで、片頭痛の発作を未然に防ぎます。

片頭痛の治療に用いられる薬

片頭痛の急性期治療薬

鎮痛薬
- 解熱鎮痛薬（119頁参照）
- 非ステロイド性抗炎症薬（119頁参照） ― いわゆる"痛み止め"

エルゴタミン 脳の血管を収縮させ、血管周囲の炎症を抑えることで頭痛を和らげる薬。エルゴタミン、カフェイン、ピリン系鎮痛薬を配合した薬が処方される（119頁参照）

トリプタン 飲み薬のほか、点鼻薬や注射薬があり、それぞれ特徴が異なるので、最初は少量から処方し、効果と副作用を見ながら患者さんに合った薬や投与法を探していく（119頁参照）

片頭痛に特化した治療薬

ラスミジタン トリプタンが禁忌となる脳・心血管系の疾患のある人にも使える薬。トリプタンに比べ即効性は少ないけれど、効果の持続性に優れ、飲み遅れてもきちんと効く。トリプタンとは異なる新しいタイプの片頭痛治療薬として注目されている（119頁参照）

制吐薬
- メトクロプラミド、ドンペリドン（119頁参照） ― いわゆる"吐き気止め"

片頭痛の予防薬

抗てんかん薬
- バルプロ酸ナトリウム、トピラマート（保険適用外）、ペランパネル（保険適用外）（121頁参照）

抗うつ薬
- アミトリプチリン（121頁参照）

β遮断薬
- プロプラノロール（121頁参照）

カルシウム拮抗薬
- ロメリジン、ベラパミル（121頁参照）

CGRP関連抗体薬
- ガルカネズマブ、フレマネズマブ、エレヌマブ

効きが速いのが特徴。基本的には毎月1本の投与で、3ヵ月～半年間使い続け、脳に頭痛の少ない状態を認識させる必要があるため、費用がかさむのが難点。なお、これらの薬は厚生労働省の適正使用ガイドラインにより日本頭痛学会、日本神経学会、日本脳神経外科学会、日本内科学会、いずれかの専門医だけが処方できる（121頁参照）

月1本の注射薬で、劇的に抑える！

非薬物療法と生活指導のポイント

非薬物療法や生活指導には、薬物療法のような即効性はありませんが、薬物療法と併用しながら根気よく続けることで、片頭痛を起こりにくくすることが期待できます。また、できるだけ薬は使いたくないという人、薬物療法の効果が得られない人、妊娠あるいは妊娠の可能性のある女性などは、非薬物療法と生活指導で治療を進める場合もあります。

非薬物療法には様々なものがありますが、片頭痛の予防効果が期待できるものとして、「行動療法」があります。その1つが「認知行動療法」です。

〝認知〟とは、「ものの考え方やとらえ方」のことで、認知の結果として〝行動〟があります。認知行動療法とは、患者さん特有の考え方のクセや歪みを修正するとともに、行動を変化させ、日常生活に来している支障を取り除く療法です。

片頭痛では、頭痛における認知の歪みに目を向けて、それが現実とどの程度ズレているのかを検証します。例えば、頭痛に対する過剰な恐怖や警戒、不安や焦りなどがあると、過度の行動抑制や不適切な服薬行動などにつながることがあります。思考や感情のバランスをとることで行動を変化させ、頭痛の軽減を図ります。

片頭痛の生活指導では、頭痛の誘発因子や増強因子を避けるよう心がけます。片頭痛の誘発因子としては、ストレスや不規則な生活、睡眠不足などとともに、食事との関係が以前から指摘されています。赤ワイン、揚げ物、柑橘類、チョコレート、人工甘味料、発酵・乳製品などが有名ですが、これらのなかのどの食品が誘発因子になるのかは、患者さんによって異なります。画一的な制限は、栄養不足や栄養の偏りを招き、QOLを損なうことにもつながります。自分は何を食べたときに頭痛発作が引き起こされるのか、正しく把握しておくことが大切になります。

片頭痛を予防する非薬物療法と、誘発因子・増強因子

非薬物療法はおもに3つ

1 認知行動療法

過剰な恐怖や警戒、不安や焦りなど、片頭痛における認知の歪みに目を向け、現実とのズレを検証する。そして、思考や感情のバランスをとることで行動を変化させ、頭痛の軽減を図る

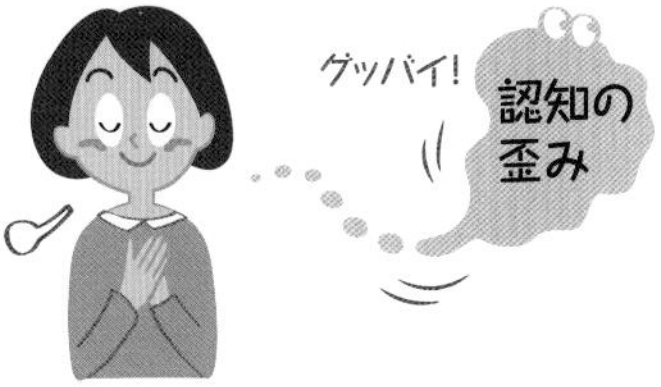
グッバイ！
認知の歪み

2 バイオフィードバック

筋肉の緊張など、普段は意識して動かすことのできないといわれる体内の反応を、機器を使って目に見える形にして、意識的に調節する方法を習得する療法

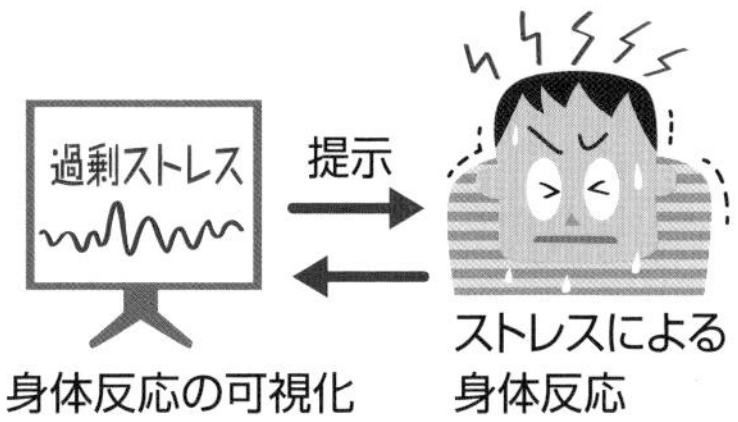
過剰ストレス
提示
身体反応の可視化
ストレスによる身体反応

3 理学療法

鍼治療やカイロプラクティック、マッサージ、有酸素運動などがある。ただし、片頭痛の場合、急性期にマッサージなどを行うと血管が拡張し、症状を悪化させることにつながるので注意が必要

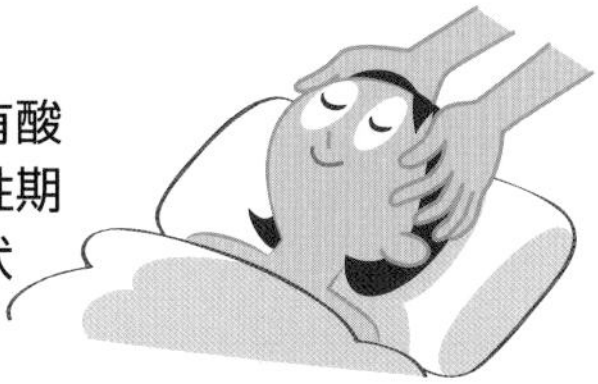

●片頭痛の誘発因子と増強因子

誘発因子		増強因子	
●ストレス・緊張	●匂い	●ストレス・緊張	●読書
●不規則な生活	●特定の食品	●光	●不規則生活
●疲労	●騒音	●騒音	●タバコの煙
●睡眠不足	●光	●疲労	●天候
●天候	●月経	●身体活動	●匂い
●タバコの煙	など	●気張る	●運転
		●睡眠不足や睡眠過多	など

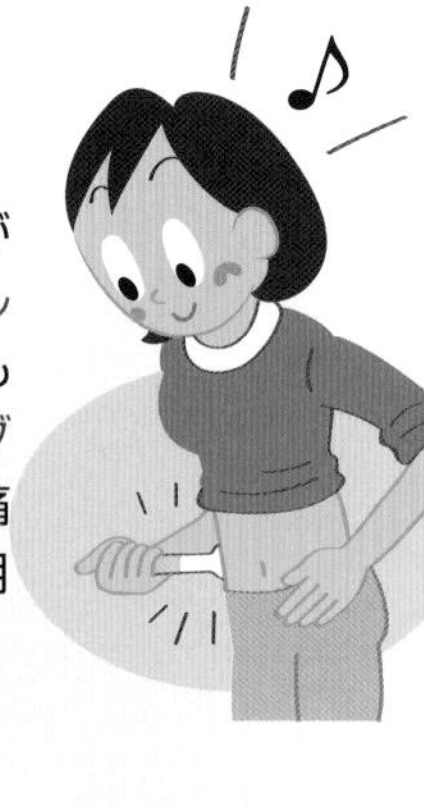

4 そんなとき、片頭痛の予防薬として「CGRP関連抗体薬」が登場します。佐藤さんは、さっそくそのうちの1つの「ガルカネズマブ」を使ってみることにしました。更年期の影響もあり、連日の頭痛が続いていたのですが、ガルカネズマブを使うようになってから、明らかに頭痛の日数が減り、頭痛が起きたときの持続時間も短くなっています。また、副作用もなく、今までになく頭がすっきりしているといいます。

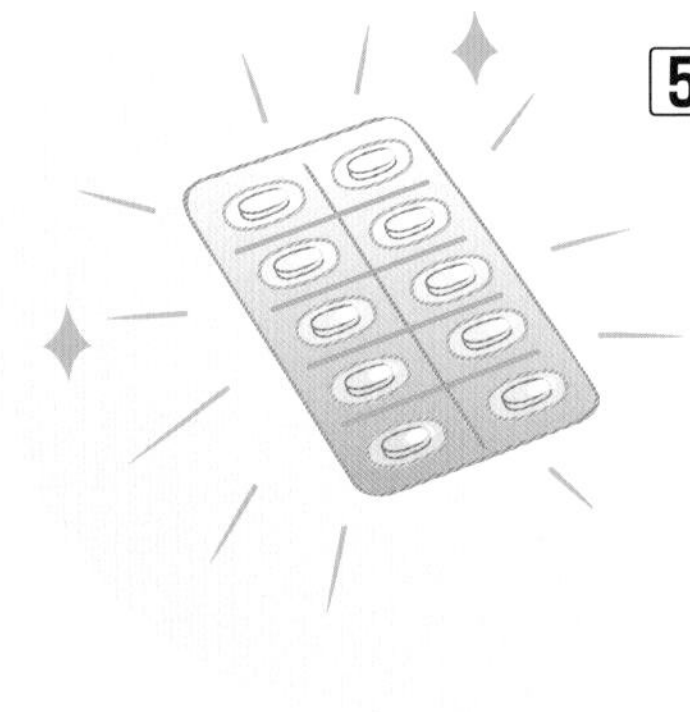

5 そんな中、さらに2022年には片頭痛の新しい急性期治療薬「ラスミジタン」が登場。佐藤さんは急性期の薬をトリプタンからラスミジタンに変更しました。ラスミジタンには即効性は感じられませんが、明らかに長く効いているという実感があり、1日1回の服用ですむようになりました。

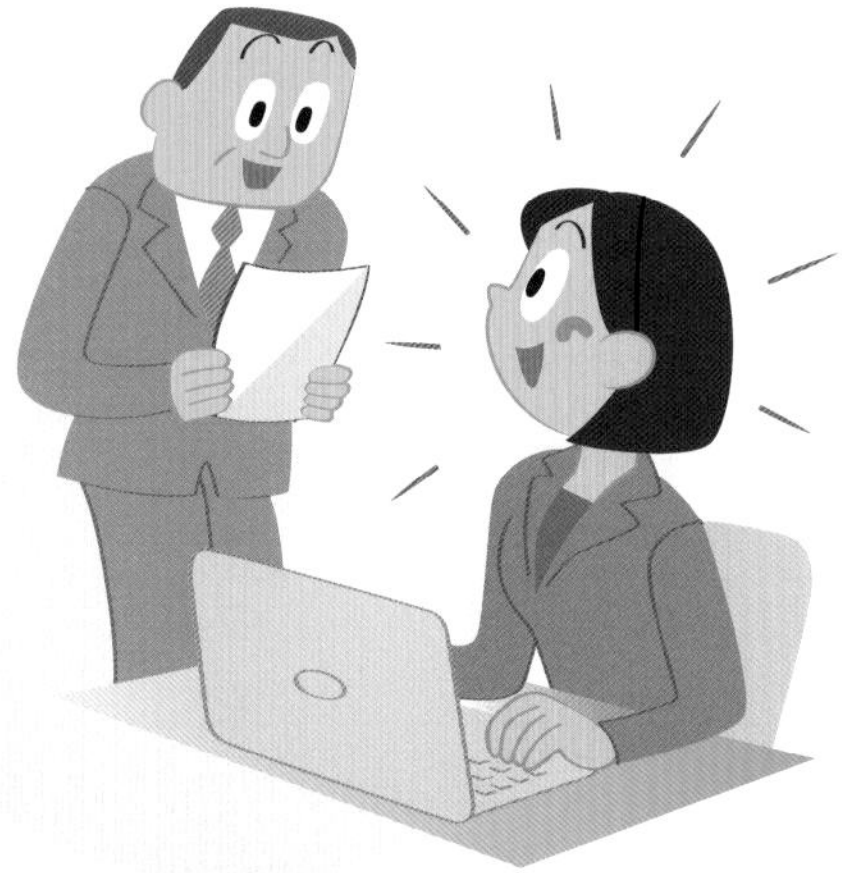

6 少しのだるさとめまいを感じますが、トリプタンを飲んでいたときに我慢していた肩や胸部の締め付けられる感じはなくなったとか。鎮痛薬も必要なくなり、当分はこの組み合わせを継続していくそうです。

症例1 片頭痛

片頭痛の新薬で長年悩まされていた頭痛が劇的に改善！

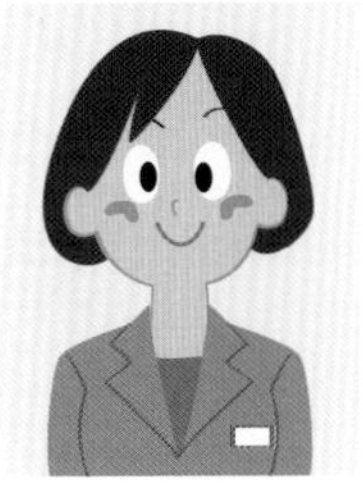

佐藤　美奈さん
（仮名・47歳・商社勤務）

1 約15年前から頭痛外来に通っている佐藤さんは、当初は月経関連の片頭痛と慢性片頭痛に悩まされていました。急性期治療薬として「トリプタン」、予防薬として「カルシウム拮抗薬」、不眠のため「睡眠導入剤」を処方されました。しかし、トリプタンの効果が十分ではなかったため、「鎮痛薬（非ステロイド性抗炎症薬）」も追加されました。

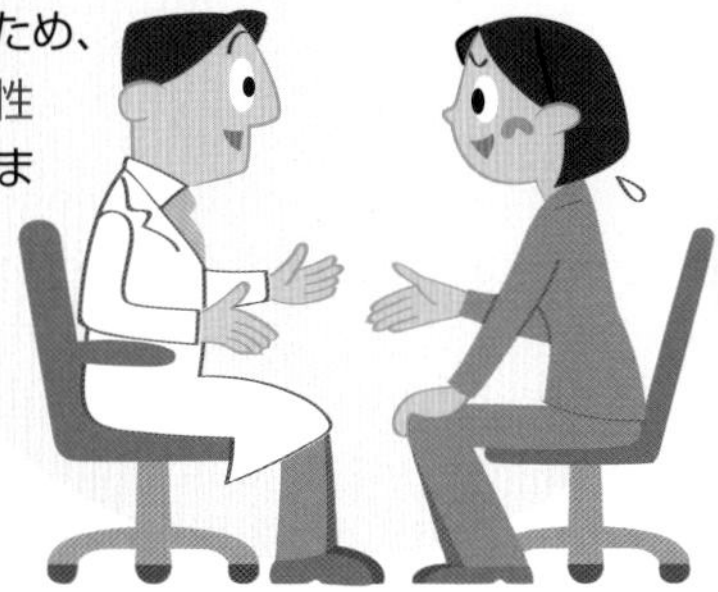

2 追加された鎮痛薬がよく効いていたので、佐藤さんはトリプタンと鎮痛薬の2剤同時服用を1日に2〜3回、しかも毎日のようにそれを続けていました。しかし、このままでは鎮痛薬の飲み過ぎ（薬剤の使用過多）になってしまうのでよくないと、トリプタンの種類を別のものに変更し、トリプタン単独の効果に期待してみたのですが、思うような効果は得られず、結局はトリプタンと鎮痛薬との同時服用を1日2〜3回、連日くり返していたといいます。

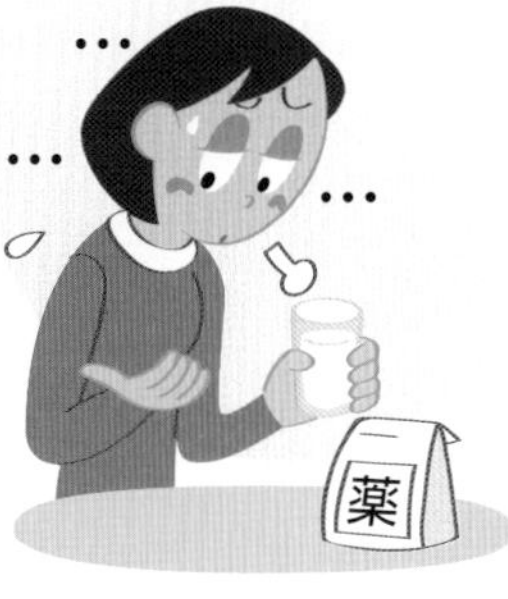

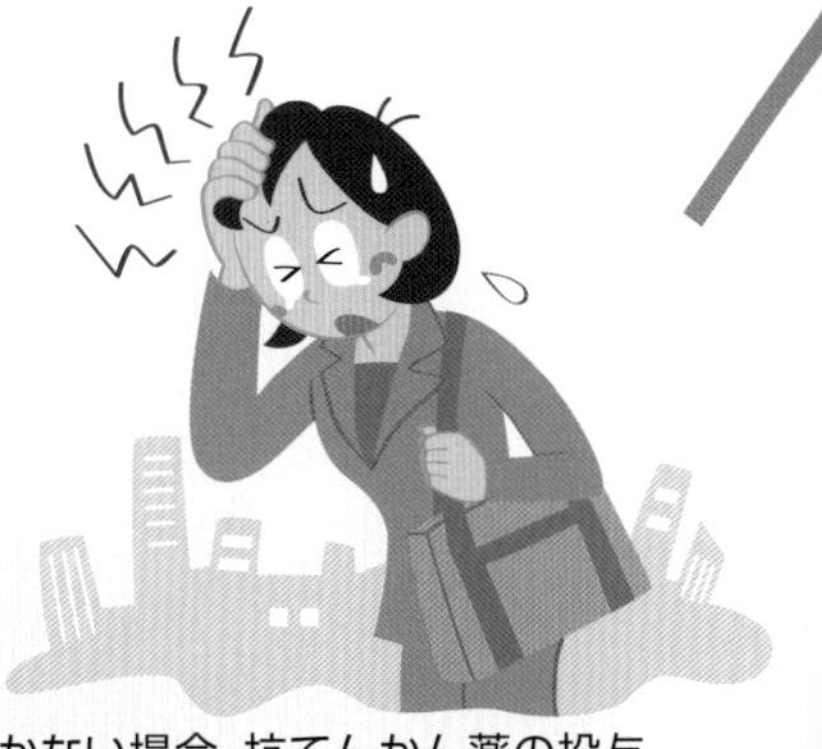

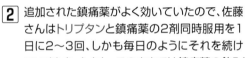

3 予防薬のカルシウム拮抗薬が効かない場合、抗てんかん薬の投与も考えられましたが、佐藤さんは眠気と体重増加の副作用を嫌がり、服用を断念していました。連日の頭痛が治らず、10年以上もの間、鎮痛薬を飲み続けていた佐藤さんですが、すでにもともとの片頭痛に加えて、薬剤の使用過多による頭痛を併発していたのです。

最新の治療法②緊張型頭痛

緊張型頭痛の薬物療法

緊張型頭痛は痛みの持続時間が短く、片頭痛にくらべると日常生活への支障度は高くありません。おもな原因が筋肉の緊張や精神的ストレスであることからも、頭痛の頻度や重症度がそれほど高くない場合は、非薬物療法や生活指導で頭痛を予防していくことが勧められます。

しかし、なかには強い痛みに度々襲われるというケースもあります。急性期の強い痛みには、薬物療法が必要になります。

緊張型頭痛には、残念ながら片頭痛のトリプタンのような特効薬は存在しません。急性期治療薬としてよく処方されるのは、一般的な鎮痛薬である「アセトアミノフェン」と「非ステロイド性抗炎症薬」です。これらの鎮痛薬では効果が足りない場合は、非ステロイド性抗炎症薬に「カフェイン」を併用することもあります。

ただ緊張型頭痛では、鎮痛薬の使い過ぎによる頭痛誘発、すなわち薬剤の使用過多による頭痛の併発が問題視されています。とくにカフェインは依存に陥りやすいので注意が必要です。鎮痛薬やカフェインの使用は、多くても月10回以内に止めるべきです。

そのほかの治療薬としては、筋弛緩薬である「チザニジン」が処方されることがあります。この薬は筋肉の緊張をほぐすための薬ですが、緊張型頭痛への効果が多く報告されています。また、「抗不安薬」が有効な場合もありますが、これらも依存のリスクのある薬なので、慎重な投与が求められます。

また、予防療法として、頭痛が数時間～数日も続く場合に適応となり、抗うつ薬である「アミトリプチリン」などが用いられます。

緊張型頭痛の治療に用いられる薬

緊張型頭痛の急性期治療薬

鎮痛薬

- アセトアミノフェン
- 非ステロイド性抗炎症薬
  - アスピリン
  - イブプロフェン
  - ロキソプロフェン
  - ジクロフェナク

筋弛緩薬

- チザニジン

抗不安薬

- エチゾラム

緊張型頭痛の予防薬

抗うつ薬

- アミトリプチリン

数時間〜数日間
続く頭痛に適応

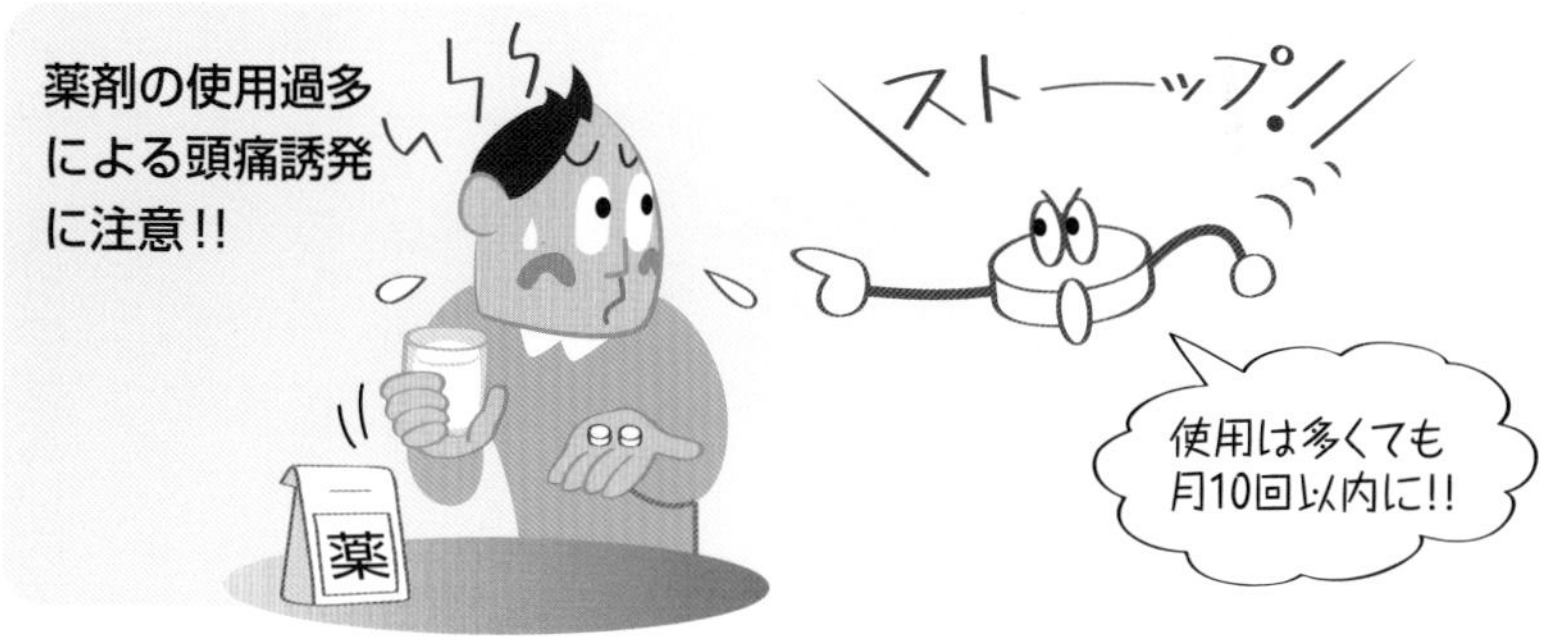
薬剤の使用過多
による頭痛誘発
に注意!!
ストーップ!!
使用は多くても
月10回以内に!!
薬

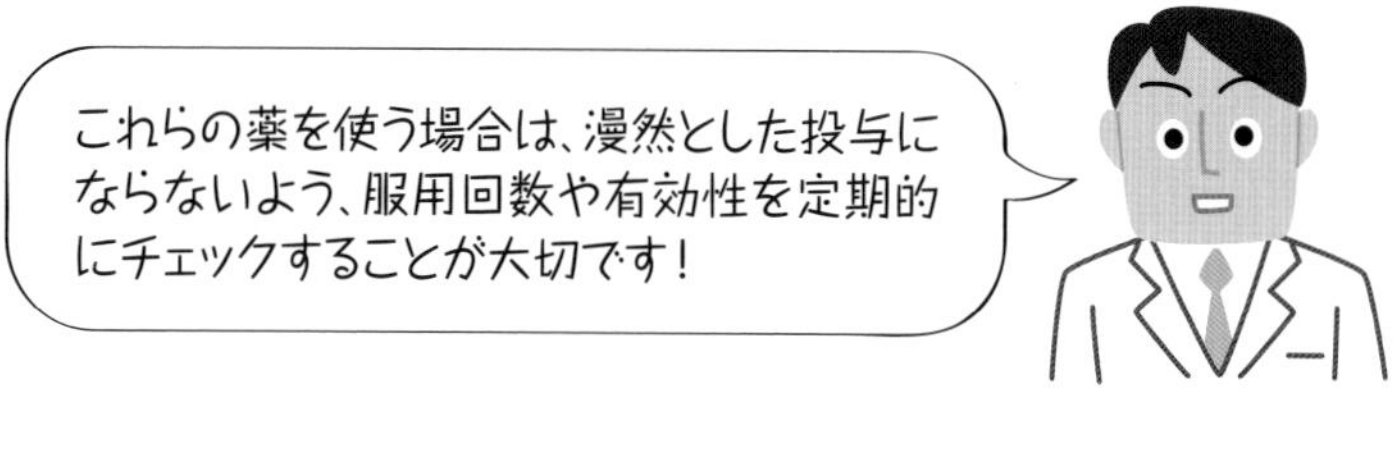
これらの薬を使う場合は、漫然とした投与に
ならないよう、服用回数や有効性を定期的
にチェックすることが大切です!

非薬物療法と生活指導のポイント

緊張型頭痛では、すべての患者さんに非薬物療法が推奨され、軽度の頭痛であれば、非薬物療法と生活指導だけで予防することも可能です。

緊張型頭痛の非薬物療法には、認知行動療法やバイオフィードバック、頭痛体操やマッサージなどがあり、薬物療法の効果が十分に得られない緊張型頭痛には、これらの非薬物療法と薬物療法を組み合わせて多角的にアプローチすることで、有効性が高まることが期待できます。

なかでも、有効性が高いとされているのが、「バイオフィードバック」と「頭痛体操」です。いずれも筋肉の緊張を解きほぐすことで、症状の緩和や予防を目指します。

バイオフィードバックは、先にも述べたように、普段は意識することのない筋肉の緊張を、機器を使って患者さん自身に自覚させ、コントロールを促す療法です。ただ、推奨度は高いのですが、専用の装置と技術が必要であることから、一般的にはあまり普及していません。

そこで勧められるのが、簡単でコストがかからず、副作用も少ない頭痛体操です。1日2分の簡単な体操（次頁参照）を毎日継続して行うだけで、首筋や肩まわりの筋肉の緊張がほぐれます。

一方、生活指導では、緊張型頭痛も片頭痛と同様、頭痛を誘発する因子と増強する因子を自覚し、改善することが大切になります。とくに緊張型頭痛では、長時間のデスクワークやスマホ操作などによる「うつむき姿勢」が頭痛を誘発・増強することがわかっています。意識してうつむき姿勢を改善することが、頭痛予防への第一歩です。

また、睡眠不足や不規則な生活、疲労、過度のストレスなども誘発因子や増強因子となります。規則正しい生活と十分な睡眠・休養を心がけ、ストレスを上手に解消する術を身につけることが大切です。

軽度の緊張型頭痛に有効 ─「頭痛体操」

首筋や肩まわりの筋肉の緊張をほぐす。1日2分、毎日継続して行う

腕を振る体操 正面を向き、頭は動かさず、左右の腕を振る（2分間行う）

腕の力
を抜く
頭を動かさない
体の軸を
意識する

オフィスでも
椅子に座って
できる！

肩を回す体操 ひじを軽く曲げ、肩を前後に回す（6回くり返す）

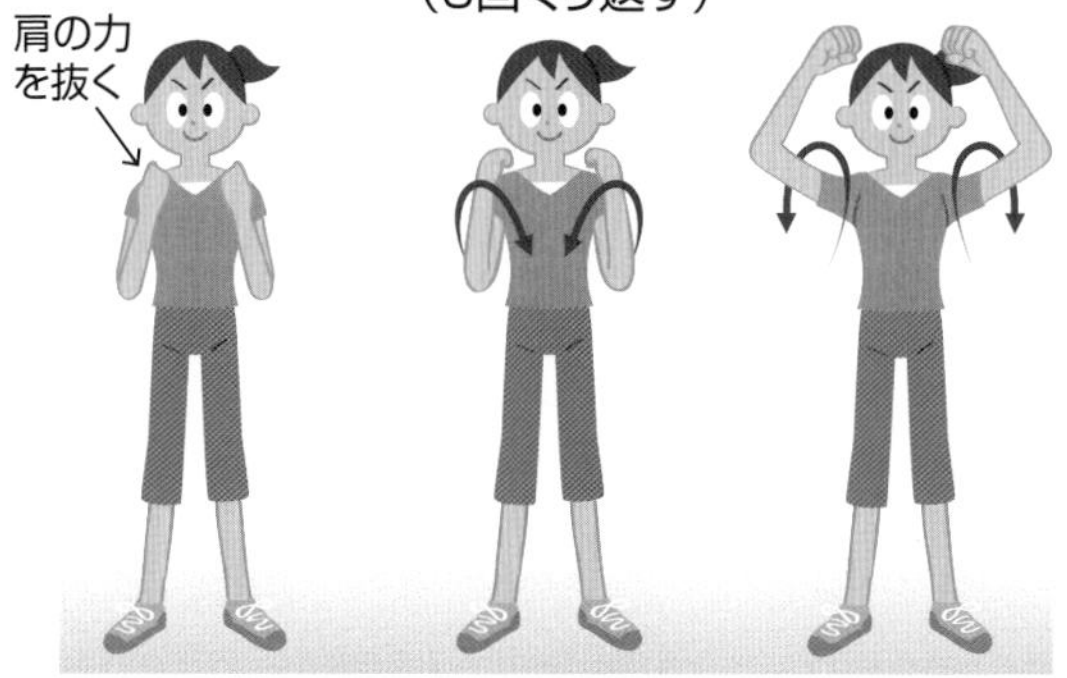
肩の力
を抜く

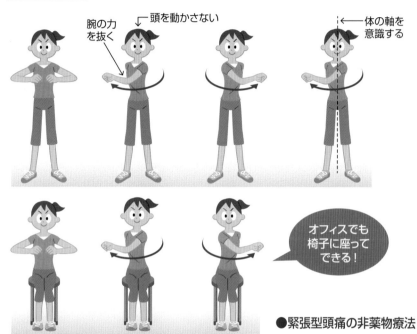

●緊張型頭痛の非薬物療法

行動療法
●認知行動療法 ●バイオフィードバック ●催眠療法　　など
理学療法
●頭痛体操 ●マッサージ、軽い頸部指圧 ●超音波、電気刺激 ●姿勢矯正 ●温冷パック　　など

4 以前は週3回も通っていたスポーツジムにも、最近は行かなくなっていました。緊張型頭痛は、運動不足も原因の1つなので、河原さんには複数の誘因が重なっていたと思われます。外来では、鎮痛薬の飲み過ぎはかえって頭痛を悪化させるということも教わりました。その後は、処方された筋弛緩薬の「チザニジン」と、抗不安薬の「エチゾラム」を服用しました。

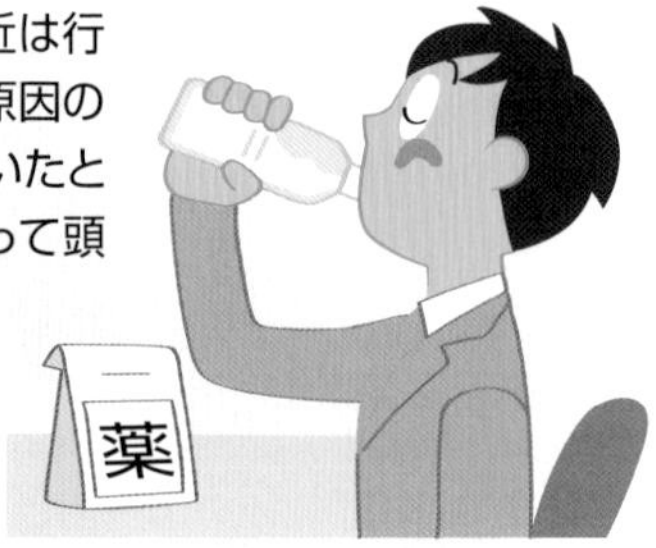

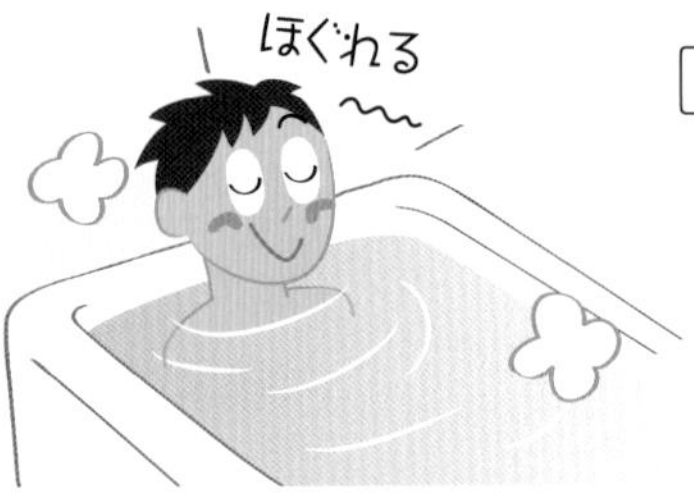

5 仕事はできるだけ残業を避け、ジム通いも再開しました。就寝前にぬるめのお風呂にゆっくり浸かるのもよいと言われたので、これまではシャワーですませていたのを、今は湯船に浸かるようにしているといいます。

6 受診から2ヵ月ほどが経ち、河原さんは頭痛の原因がわかり、「仕事中心の人生ではなく、自分の時間をもっと大切にしよう」と考え方が変わったのだとか。緊張型頭痛は、生活環境や考え方が変われば、薬は必要なくなることもあると言われたので、気持ちがずいぶん楽になったそうです。

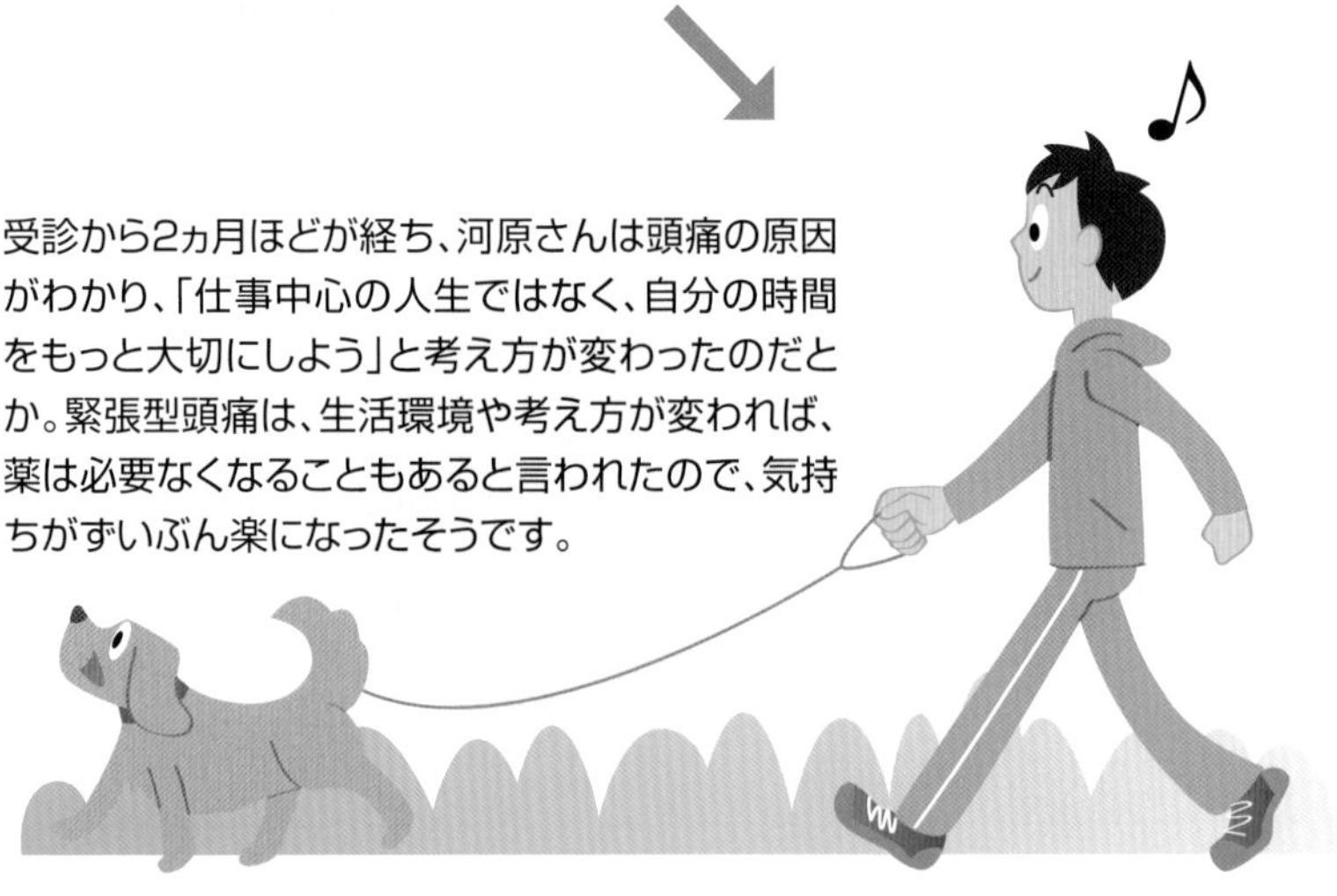

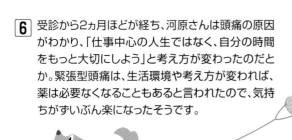

症例 2 緊張型頭痛

職場のストレスで体がカチカチに…

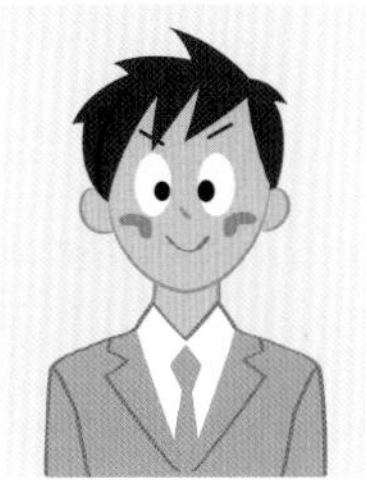

河原　哲也さん
（仮名・28歳・保険会社勤務）

1 もともと体が硬く、肩こりもひどかったという河原さんは、半年前、職場が今の支店に移ってからというもの、頭が締め付けられるような頭痛が起こるようになりました。

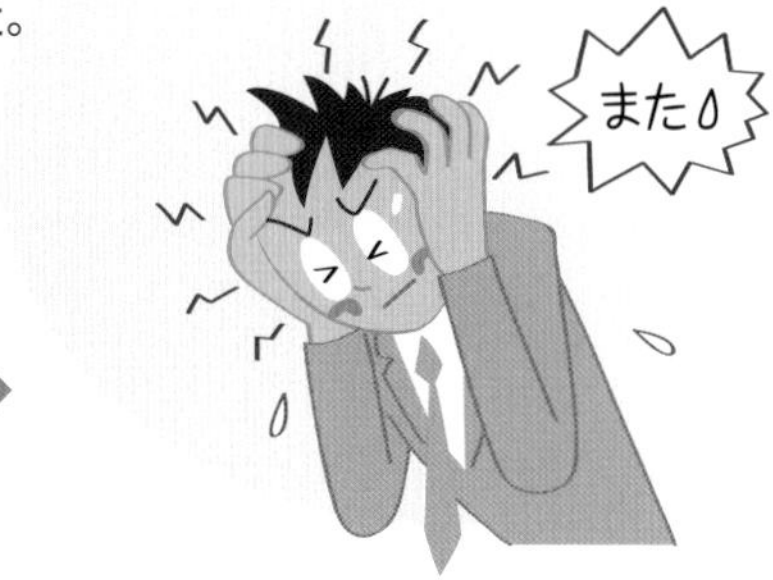

2 市販の鎮痛薬を飲むと少し楽になるような気がしますが、その効果は3時間ともたず、また痛くなります。そのため、毎日、適量以上の鎮痛薬を飲んでいました。「このままではいけない、何とかしたい」という思いから、頭痛外来を受診することに。頭痛外来では、河原さんの頭痛は、精神的・肉体的ストレスが原因の緊張型頭痛だと教えられました。

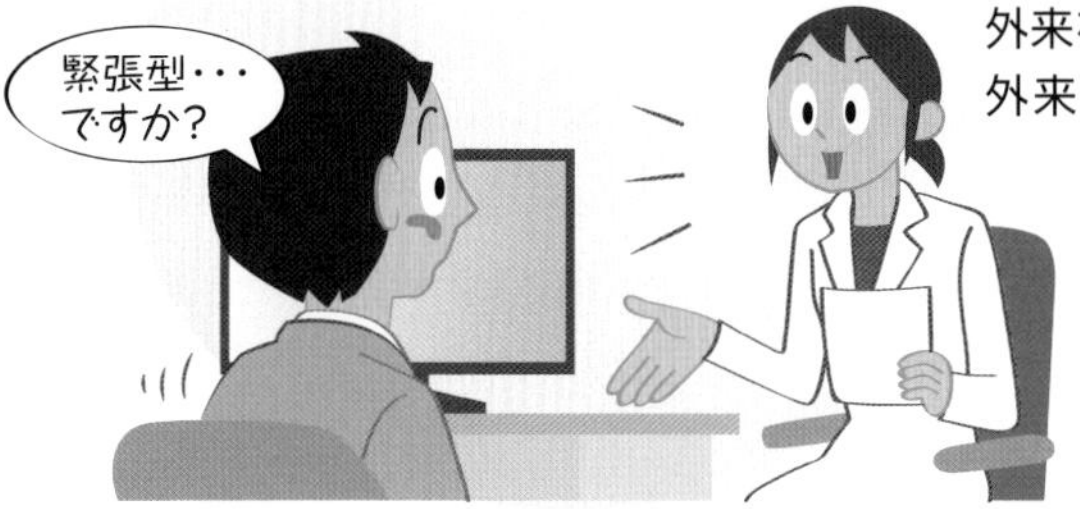

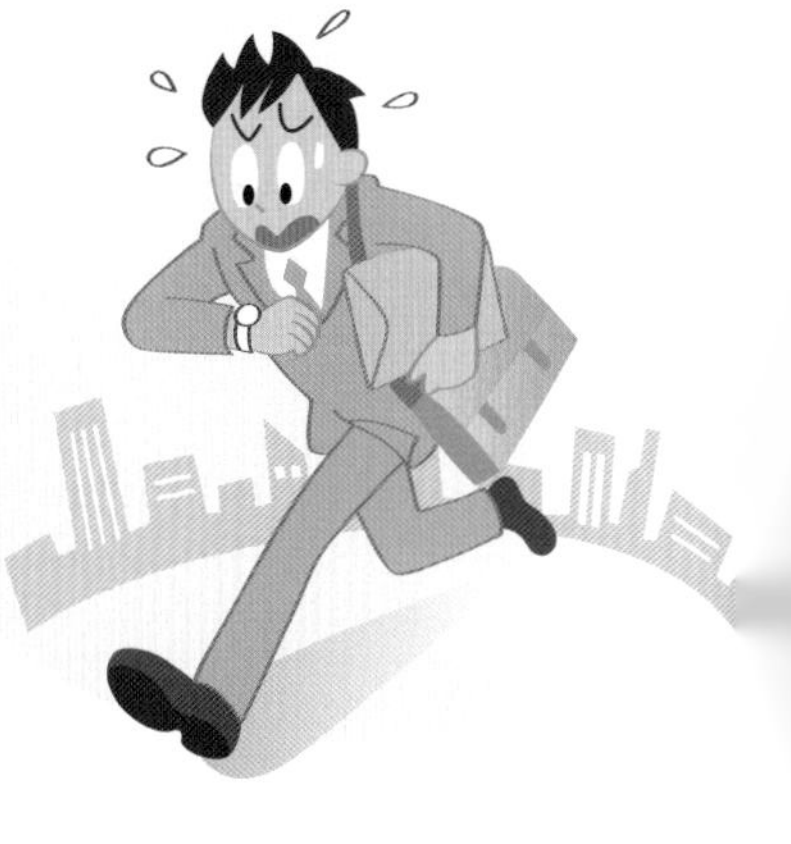

3 河原さんは新しい職場で「なんとか早く慣れたい」、「成績を上げて早く認められたい」と必死でした。しかし、なかなか評価してもらえず、知らず知らずのうちにストレスがたまっていたようです。

最新の治療法③群発頭痛

群発頭痛の薬物療法

　群発頭痛の薬物療法には、発作時の激しい痛みを抑えるための急性期治療と、群発期に毎日行うことで発作の頻度を少なくする予防療法があります。

　群発頭痛の発作時の痛みは極めて強く、「目の奥を火箸でえぐられるような」などと表現されるほど激烈です。この激痛には、一般的な鎮痛薬は効きません。そこで用いられるのが、片頭痛に用いられるトリプタンの1つ、「スマトリプタン」の注射薬です。スマトリプタンの注射薬は在宅自己注射といって、自宅で患者さん自身が自分で判断し、発作時にペン型注射器を使って皮下注射*を打つことができます。注射薬は速効性があり、数分〜10分程度で痛みが改善してくることが多いようです。群発頭痛の頭痛発作は就寝後の深夜や明け方に起こることが多く、発作中に医療機関を受診するのは難しいことから、在宅自己注射は患者さんにとって大変頼もしい薬といえるでしょう。自己注射が苦手な人には、スマトリプタンの点鼻薬が用いられます。こちらは15分ほどで効果が現れます。経口薬では、トリプタンの「ゾルミトリプタン」に群発頭痛への有効性が報告されています。ただし、現在のところ、群発頭痛には保険適用外となっています。

　また、群発頭痛は体内に潜んでいる帯状疱疹ウイルスの再活性化が発作の引き金になるという説があり、帯状疱疹ウイルスの抗体価が上昇している患者さんでは、「抗ヘルペスウイルス薬」が発作を軽くするという報告もあります。

　発作時の痛みには、「高濃度酸素吸入」も有効とされています。酸素吸入については、在宅酸素療法の保険適用が認められています。

用語解説　皮下注射　皮膚と筋肉の間にある皮下組織に行う注射。

群発頭痛の急性期治療に用いられる薬

●発作時の激しい痛みを抑えるおもな薬は以下の2つ

●スマトリプタン	・皮下注射	・点鼻液
●ゾルミトリプタン	・経口薬	

なかでも自宅でできる「スマトリプタン」の注射薬は速効性がある

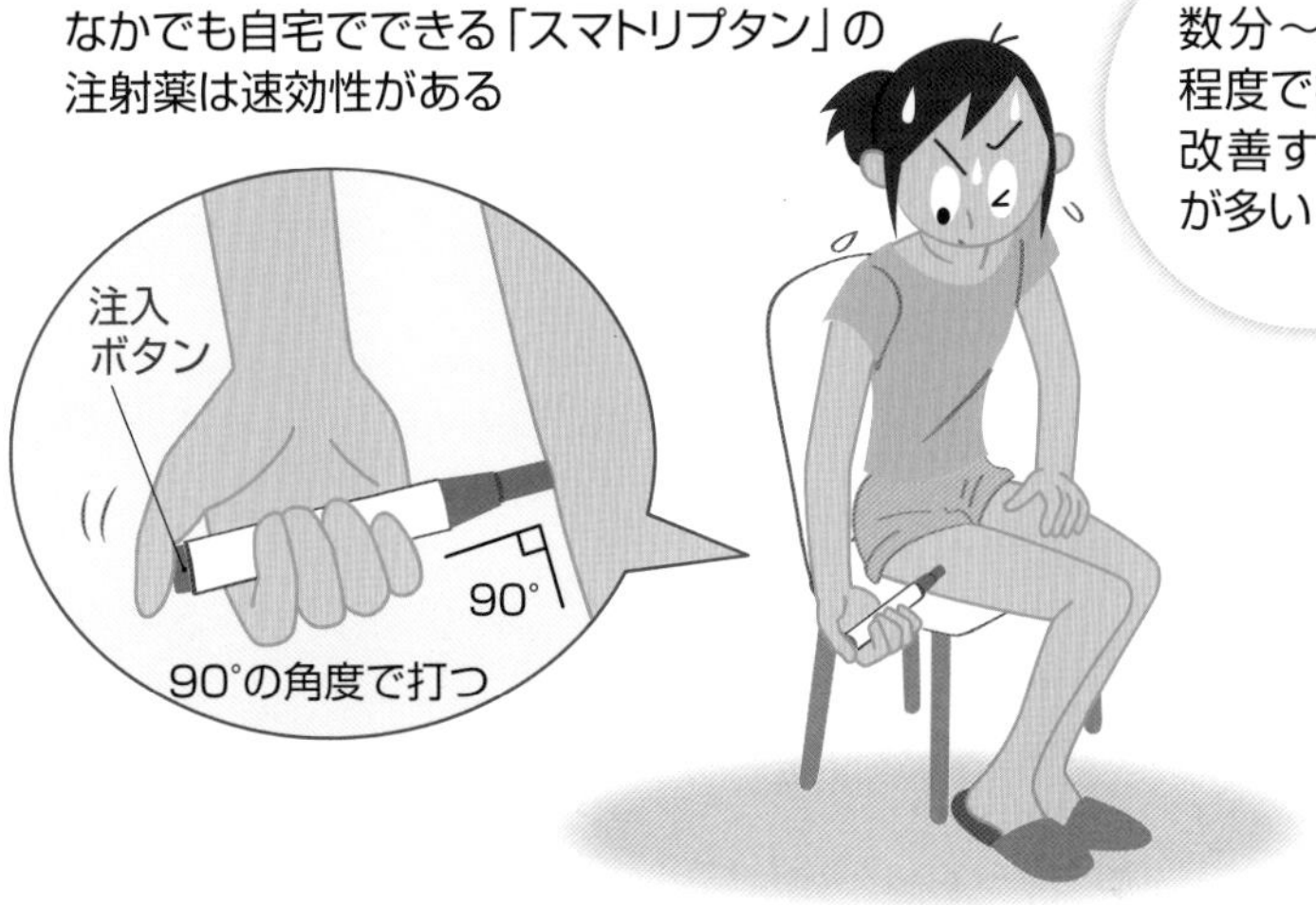

数分〜10分程度で痛みが改善することが多い

●そのほかの発作を軽くする薬

●バラシクロビル塩酸塩（抗ヘルペスウイルス薬）

群発頭痛の発作期に、帯状疱疹ウイルスの抗体価が上昇している患者さんに有効という報告も！

在宅酸素療法

1分間に7リットルのペースで、90%以上の高濃度の医療用酸素を吸入することで痛みを改善するとされている。口と鼻を覆うフェイスマスクを装着して、15分間ゆっくりと吸入する

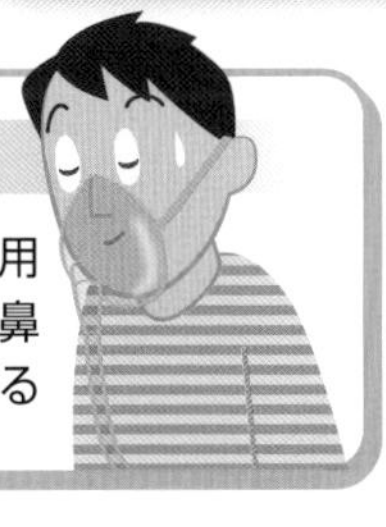

群発頭痛の予防療法

群発期の予防療法は、春先や秋口など、そろそろ群発期に入ると思われる数日前から始まり毎日行いますが、群発期が終了すれば中止することもできます。

群発頭痛の予防薬としては、カルシウム拮抗薬の「ベラパミル」が有効とされています。カルシウム拮抗薬には、脳の血管の異常な拡張を抑え、脳血管を安定させる作用がありますが、脈が遅くなる徐脈や心不全の副作用や便秘がみられることがあります。長期に服用する場合は注意が必要です。

ベラパミルは予防効果が現れるまでに2週間ほどかかるため、それまでの間は、副腎皮質ホルモン薬の「プレドニゾロン」を併用することがあります。副腎皮質ホルモン薬には、三叉神経の炎症を抑えたり海綿静脈洞の浮腫を軽減する作用があります。副腎皮質ホルモン薬は症状をみながら漸減してゆき、約1ヵ月程度の服用では大きな問題にはなりませんが、長期間の服用では血糖値の上昇や消化管潰瘍、肥満傾向、うつ傾向などの副作用がみられることがあります。群発頭痛では、ときに強い光に頭痛が誘発されたり、痛みが増強したりすることがあります。脳波検査で光過敏が確認されたときは、抗てんかん薬の「バルプロ酸ナトリウム」を使用することがあります。ただし、副作用として肝機能障害が起こることがあるので、定期的に血液検査を行い、肝機能をチェックする必要があります。

気分安定薬の「炭酸リチウム」は、脳の視床下部に作用することから、群発頭痛の予防に有効性が報告されていますが、効果は確立されていません。

また、群発頭痛には、三叉神経節に潜在する帯状疱疹ウイルスの再活性化との関連も指摘されています。そこで、寛解期の帯状疱疹ウイルスの抗体価が下がっているときに、帯状疱疹ワクチンを接種したところ、頭痛発作を抑制できた、あるいは発症しても軽症ですんだという報告があります。

群発期に用いる予防薬

●カルシウム拮抗薬	●ベラパミル
●副腎皮質ホルモン薬	●プレドニゾロン
●抗てんかん薬	●バルプロ酸ナトリウム
●気分安定薬	●炭酸リチウム

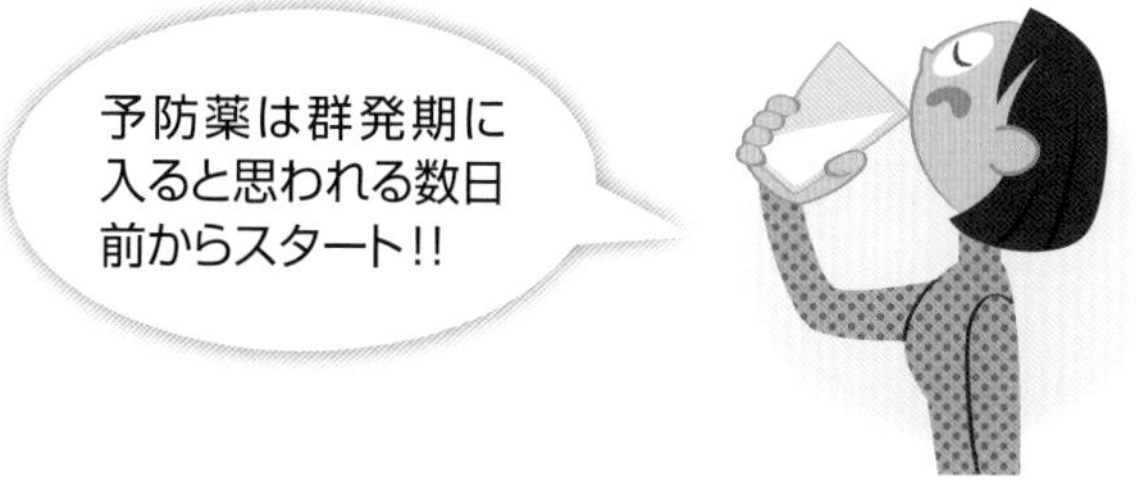
予防薬は群発期に
入ると思われる数日
前からスタート!!

小コラム

CGRP関連抗体薬の「ガルカネズマブ」が群発頭痛にも有効

　片頭痛の予防薬として2021年に認可されたCGRP関連抗体薬「ガルカネズマブ」の高用量の投与が、米国では群発頭痛にも有効性が認められ、群発頭痛の第一選択薬として認可されています。わが国では、今のところ群発頭痛への保険適用はありませんが、今後の適応外使用の保険適用などが期待されます。

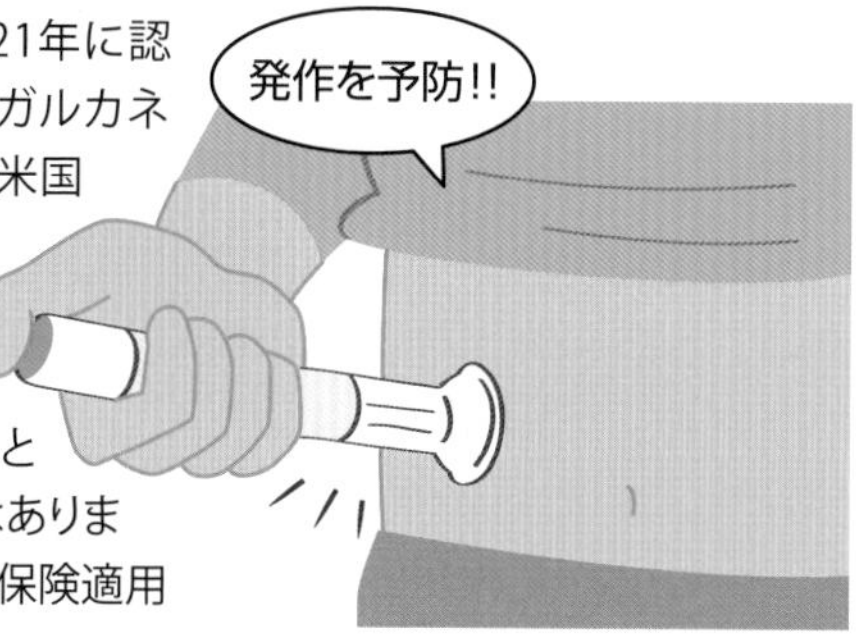

3 1週間後、次の予約までまだ日にちがあるというのに、飛び込みで外来を受診した樋口さんは、1日2回も頭痛発作が起きているといいます。GWということもあり、点鼻薬よりも速効性のあるスマトリプタンの在宅自己注射と、ベラパミルが効いてくるまでの助っ人として、予防薬の「プレドニゾロン」10日分が追加されました。

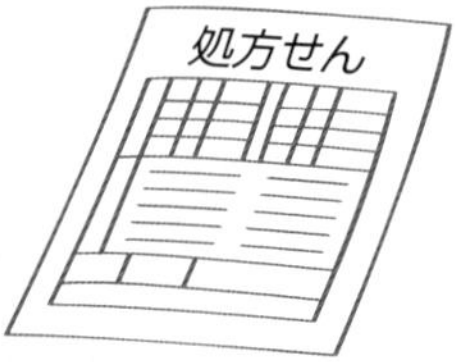

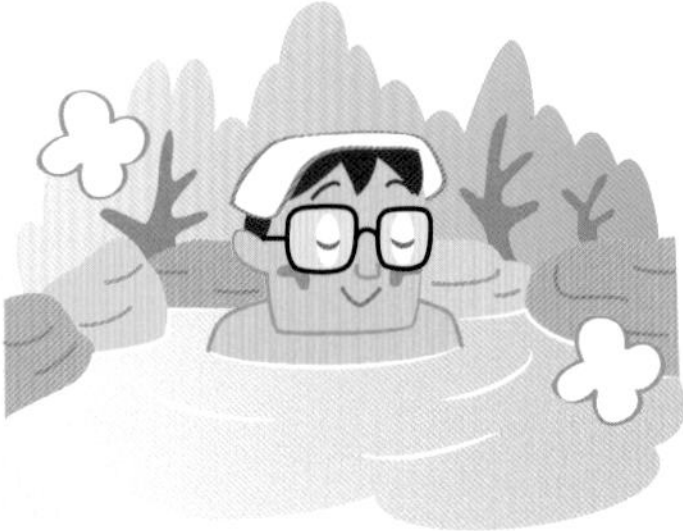

4 その後、予防薬を正しく服用し、GWは無事発作も起こらず快適に過ごすことができたといいます。帯状疱疹ウイルスの抗体価も、減少傾向にあります。

5 以降、定期的に受診し、10月には帯状疱疹ワクチンを接種しました。そして、3年近くたった今、あれ以来、群発頭痛は一度も起こっていません。

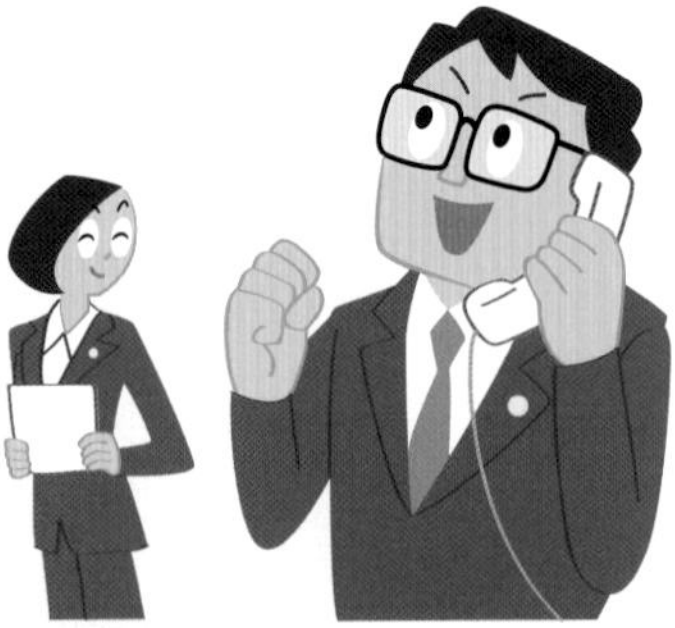

症例3 群発頭痛

帯状疱疹ウイルスの再活性化が頭痛発作の引き金か？

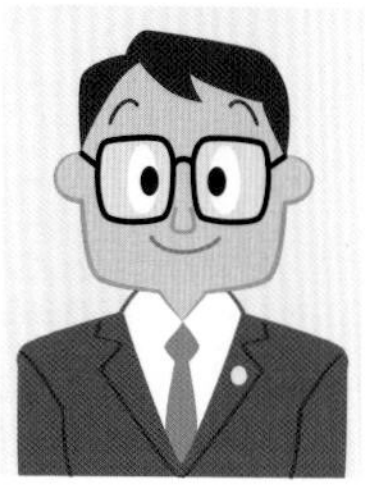

樋口　透さん
（仮名・33歳・弁護士）

1 2年ほど前から群発頭痛に悩まされている樋口さんが頭痛外来に駆け込んだのは、4月の終わり、GW前の土曜日のことです。今回は水曜日から群発頭痛の発作が始まったといいます。

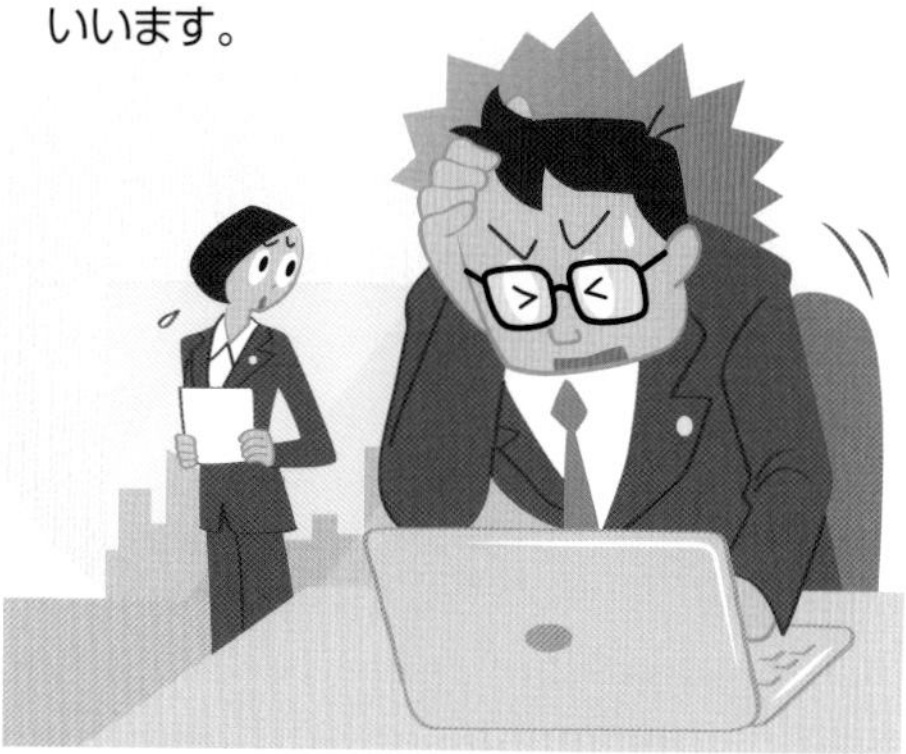

2 その日の診療では、帯状疱疹ウイルスの抗体価を調べたところ、群発頭痛の発作期に有意に上昇していることがわかりました。帯状疱疹ウイルスの再活性化が群発頭痛の引き金になっている可能性が考えられます。そこで、急性期治療薬として「スマトリプタン」、予防薬として「バルプロ酸ナトリウム」と「ベラパミル」をそれぞれ3週間分と、抗ヘルペスウイルス薬の「バラシクロビル」を5日分処方されました。

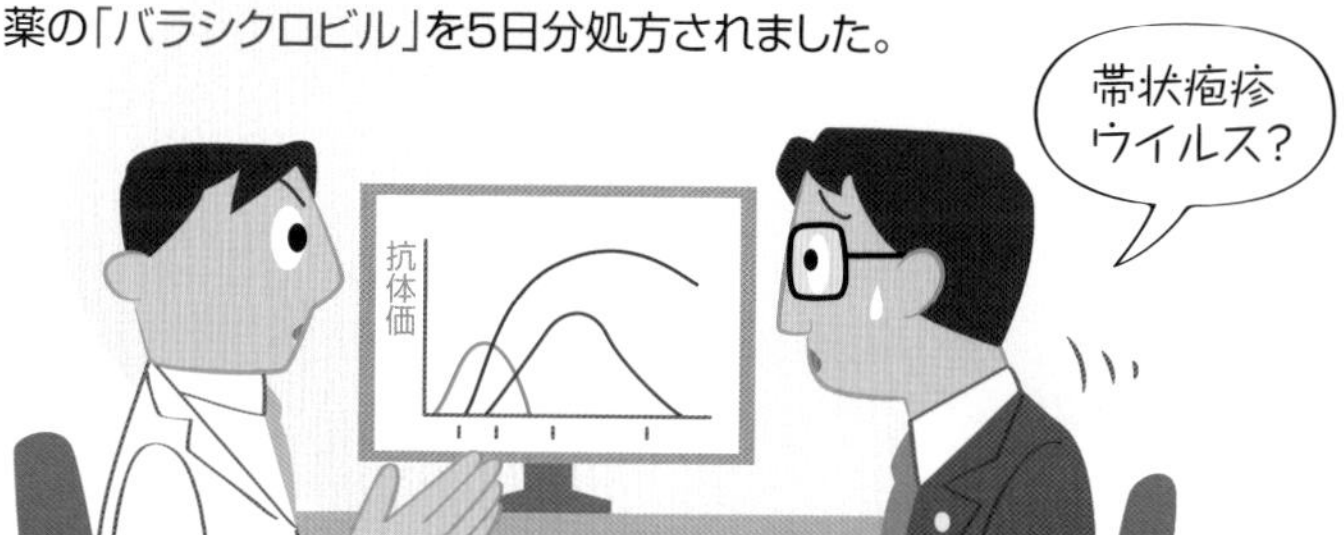

最新の治療法④薬剤の使用過多による頭痛

治療の原則は3つ

薬剤の使用過多による頭痛の治療の原則は、次の3つになります。

まず1つが「原因薬剤を断ち切ること」、できれば即時断薬が理想です。断薬には頭痛、吐き気、嘔吐、睡眠障害などの離脱症状をともなうため、つらい時期が続くかもしれません。断薬が難しい場合は、徐々に薬の量を減らしていく減薬で治療を試みますが、減薬で治療したケースは、即時断薬したケースにくらべて薬剤の使用過多による頭痛の再発が多かったという報告があります。主治医とよく相談しながら、可能な治療法を選択してください。

2つめの原則は、「薬剤中止後に起こる頭痛への対処」です。原因薬剤を中止すると、反跳頭痛《はんちょうずつう》といって、反動で一時的に頭痛が悪化します。反跳頭痛には、原因薬剤以外の薬で対処します。トリプタンが原因の場合は非ステロイド性抗炎症薬やラスミジタンを、非ステロイド性抗炎症薬が原因の場合はトリプタンもしくはラスミジタンを用います。離脱症状が重症の場合は、制吐薬や鎮静薬、ステロイド薬などを用いることもあります。

そして3つめの原則は、「予防薬の投与」です。元の頭痛が片頭痛の場合は、「ロメリジン」や「プロプラノロール」を用いられます。緊張型頭痛の場合は「チザニジン」を用いることが多いようです。その他の予防薬としては、「アミトリプチリン」、「バルプロ酸ナトリウム」や「トピラマート」などが挙げられます。

薬剤の使用過多による頭痛の再発率は、3〜4割以上ともいわれています。離脱後も定期的に受診し、経過をみていくことが大切です。

薬剤依存から離脱するための３原則

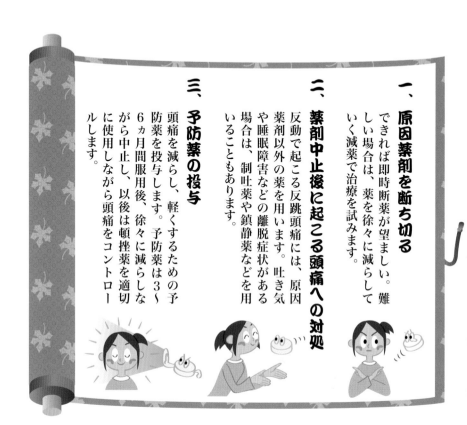

一、原因薬剤を断ち切る

できれば即時断薬が望ましい。難しい場合は、薬を徐々に減らしていく減薬で治療を試みます。

二、薬剤中止後に起こる頭痛への対処

反動で起こる反跳頭痛には、原因薬剤以外の薬を用います。吐き気や睡眠障害などの離脱症状がある場合は、制吐薬や鎮静薬などを用いることもあります。

三、予防薬の投与

頭痛を減らし、軽くするための予防薬を投与します。予防薬は３～６ヵ月間服用後、徐々に減らしながら中止し、以後は頓挫薬を適切に使用しながら頭痛をコントロールします。

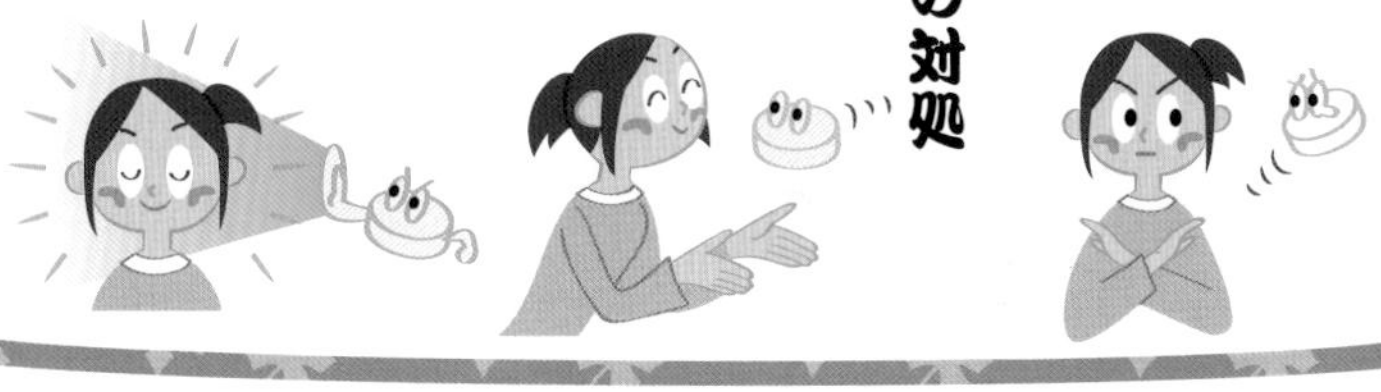

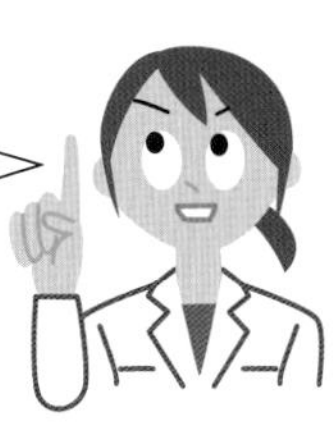
多くは離脱に成功しますが、3～4割に再発がみられ、とくに緊張型頭痛は再発が多くみられます。離脱後は適切に薬を用いるとともに、生活習慣を改善して定期的に受診し、経過をみていくことが大切です

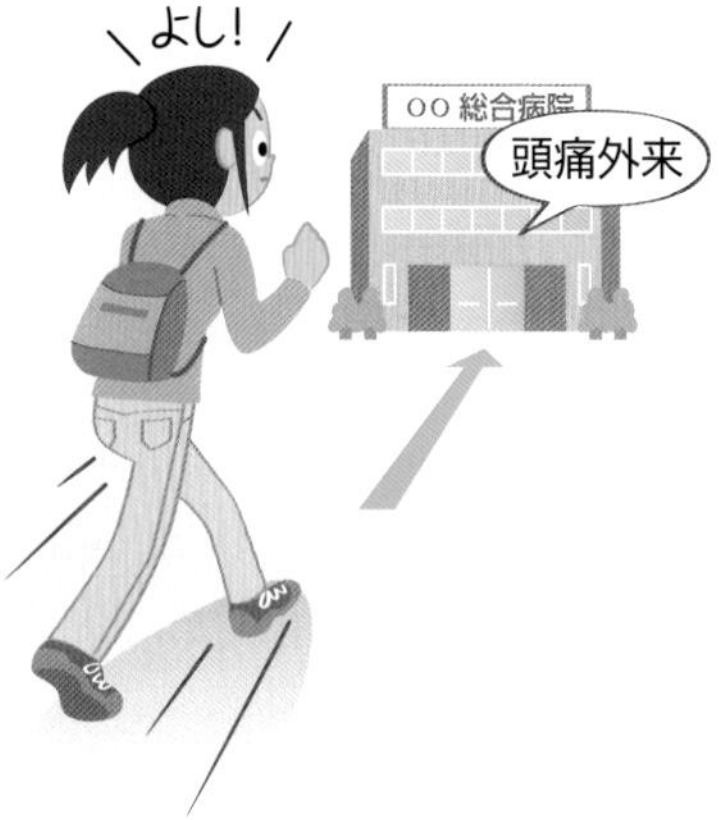
よし!
○○総合病院
頭痛外来

4 ひどい頭痛と、自分でも薬を飲み過ぎているという自覚があったので、怖くなった山下さんは、頭痛外来を受診したのでした。

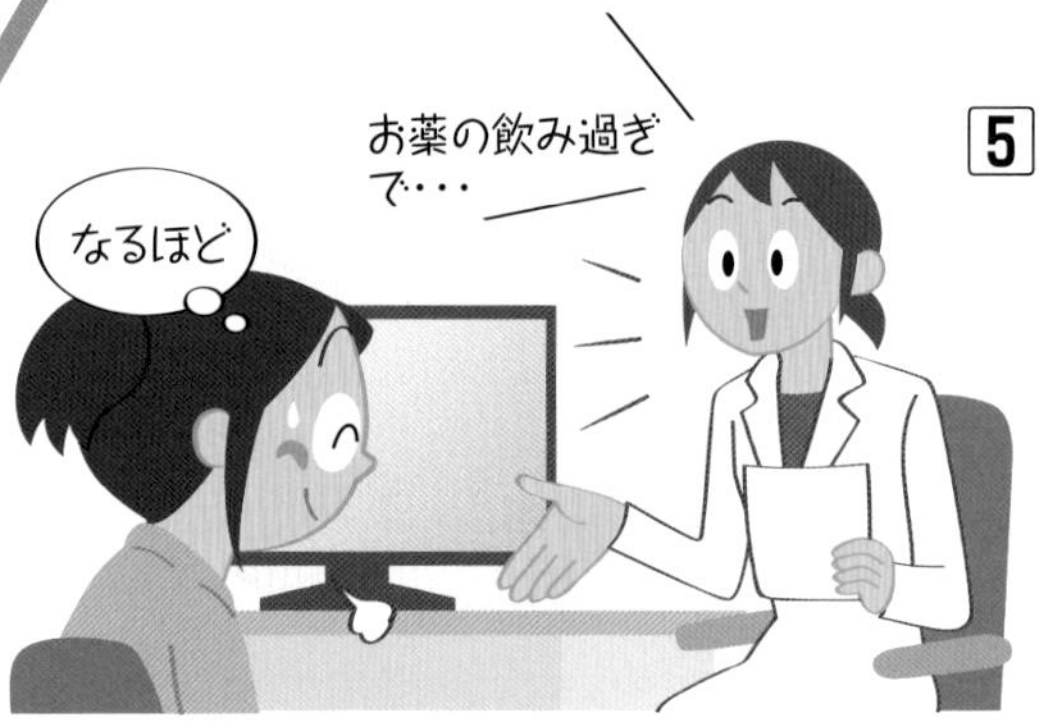
お薬の飲み過ぎで・・・
なるほど

5 頭痛外来では、当初は片頭痛のみだったものが、鎮痛薬やかぜ薬の飲み過ぎで、薬剤の使用過多による頭痛を併発していると診断されました。そして、本来の片頭痛の治療として急性期治療薬の「スマトリプタン」、予防薬として「アミトリプチリン」が処方されました。

6 スマトリプタンは山下さんによく合っていたようで、発作時の頭痛はだいぶ抑えられるようになりました。また、予防薬が効いているのか、頭痛の頻度も以前の半分くらいに減っています。頭痛外来を受診して、心からよかったと思っている山下さんですが、1つだけ後悔しているのが、「もっと早く頭痛外来を受診していればよかった」ということです。

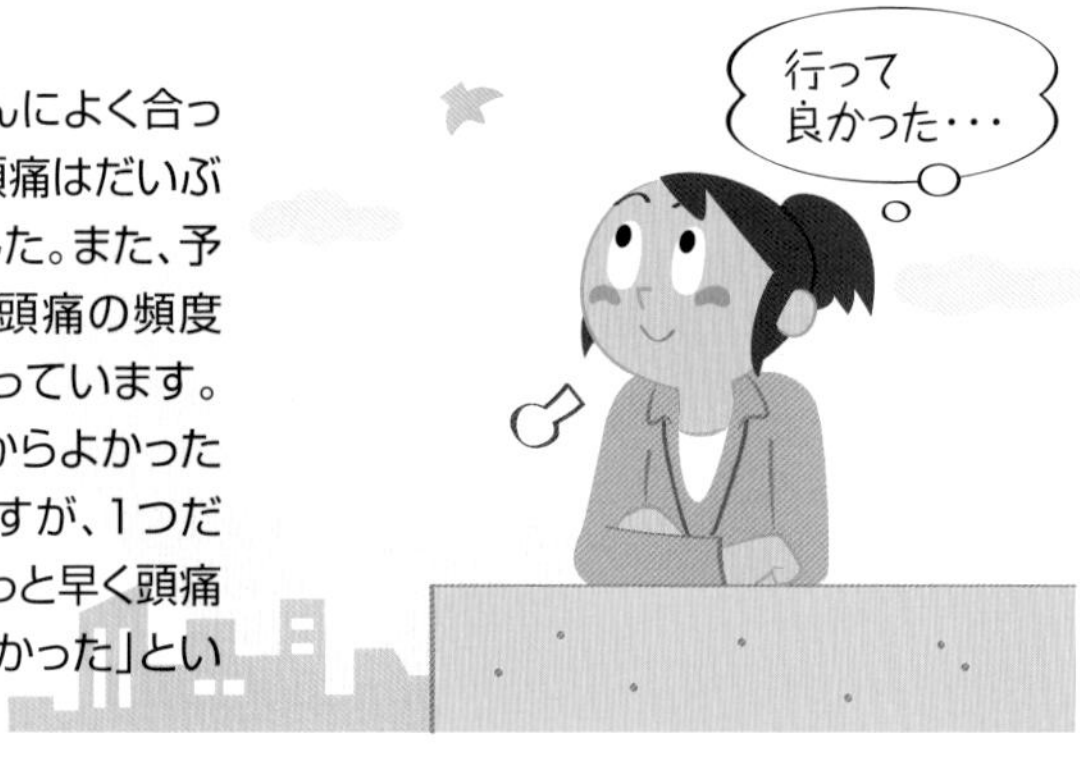
行って
良かった・・・

症例4 薬剤の使用過多による頭痛

効かなくなったら種類を変えて、鎮痛薬を飲み続けた

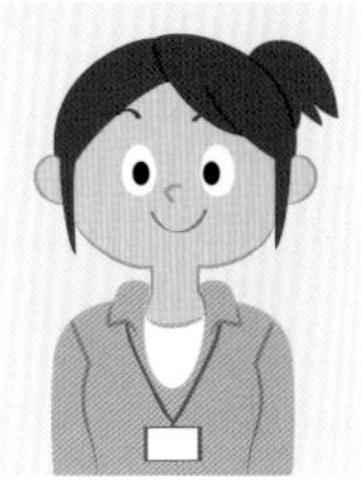

山下　美樹さん
（仮名・41歳・出版社勤務）

1 出版社で編集の仕事に携わる山下さんは就職後、月に1〜2回、ズキンズキンと脈打つような頭痛が起こるようになったといいます。最初は、市販の鎮痛薬がよく効いていました。
しかし、5年ほど前、ストレスの多い部署に移動になってからは頭痛の頻度が増え、薬を飲む回数も増えていきました。そのうちその薬を飲んでもほとんど効かなくなりました。

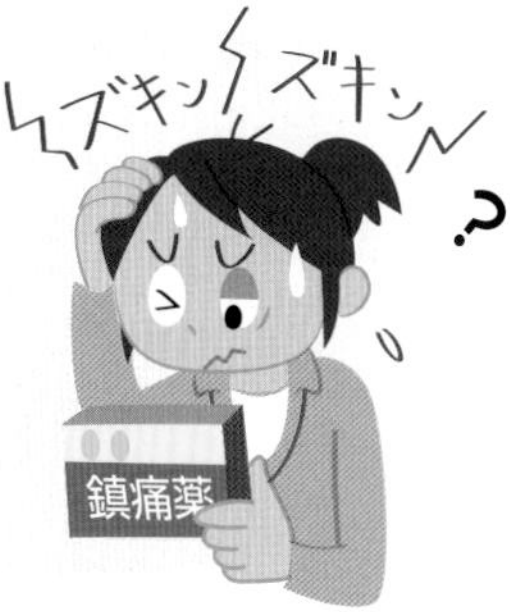

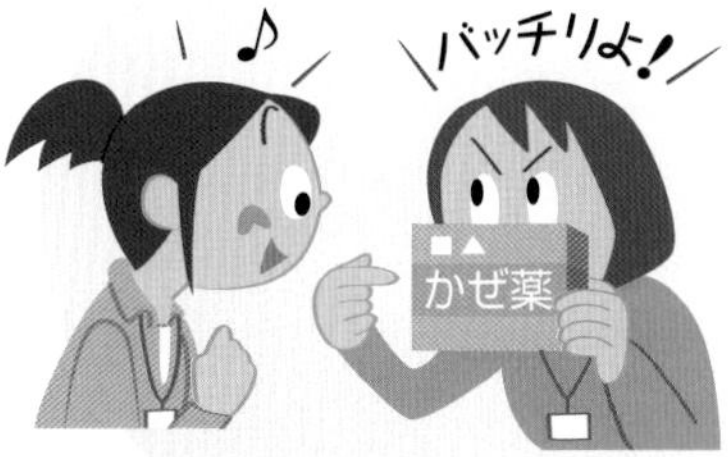

2 同じ頭痛持ちの同僚に相談したところ、「私はかぜ薬を飲んでいるけど、結構効くわよ」と言われ、試しに飲んでみたところ、本当によく効きました。よく効くので、大事な会議があるときなどは、予防のために飲んでいました。しかし、こちらも、1年ほどで効かなくなりました。

3 このため、今度は以前とは異なる種類の鎮痛薬に変えてみましたが、劇的な効果はありませんでした。その頃の山下さんは、起床前から頭全体が締め付けられるような痛みに襲われていました。適量を超えた量の薬を毎日のように飲んでいたからです。

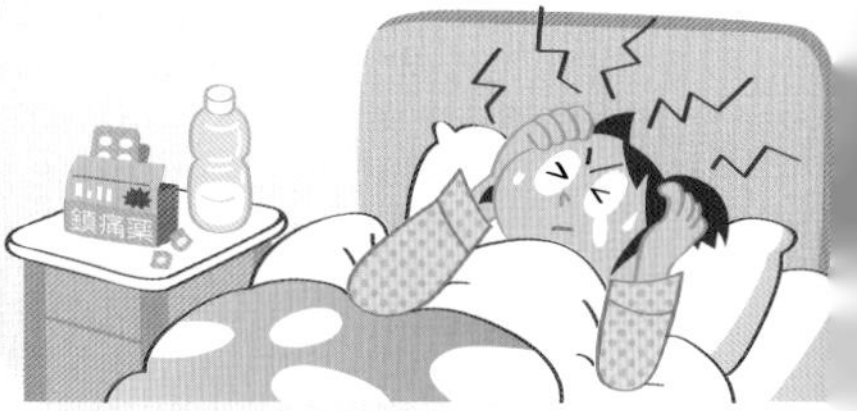

頭痛ダイアリーも有効

自分の頭痛の状況を医師と共有する

頭痛をコントロールするためには、自分の頭痛発作のパターンを知ることが重要です。慢性頭痛では多くの場合、頭痛発作には何らかの誘発因子が絡んでいます。どんなときに頭痛が起きやすいのかを把握できれば、頭痛発作の予防につながります。

ただ、こうした頭痛の状況を、こと細かく頭に記憶しておくのは難しいものです。そこで活用したいのが、「頭痛ダイアリー」（156頁）です。頭痛ダイアリーとは、スケジュール帳のようなものに頭痛の記録をつけるツールで、頭痛の起こった日時、痛みの種類や強さ、持続時間のほか、予兆や随伴症状、生活への支障度、服薬状況、その日にあった出来事（誘発因子）などを記入できるようになっています。

実はこの頭痛ダイアリー、『頭痛の診療ガイドライン2021』でも有用性が認められた診療ツールでもあるのです。医師は患者さんからの情報を頼りに診療を行うので、問診ではできるだけ正確かつ具体的な情報を求めています。しかし、慢性頭痛の患者さんは、自身の頭痛の状況を正確に覚えていない、あるいはうまく伝えられないことが多いものです。限られた診療時間のなかで、要点を絞ってスムーズに話すのは難しいので無理もありません。

頭痛ダイアリーからは、医師が診療を行ううえで必要な情報をより多く得ることができます。これは患者さんへの適切なケアにつながるので、医師だけでなく、患者さんにとっても大きなメリットです。

また、頭痛ダイアリーは、医師と患者さんのコミュニケーションの向上を図るうえでも有用です。日々記録をつけるとともに、受診の際は忘れずに携帯するようにしましょう。

頭痛発作のパターンを記録する

どんなときに、どんな頭痛があったのか…

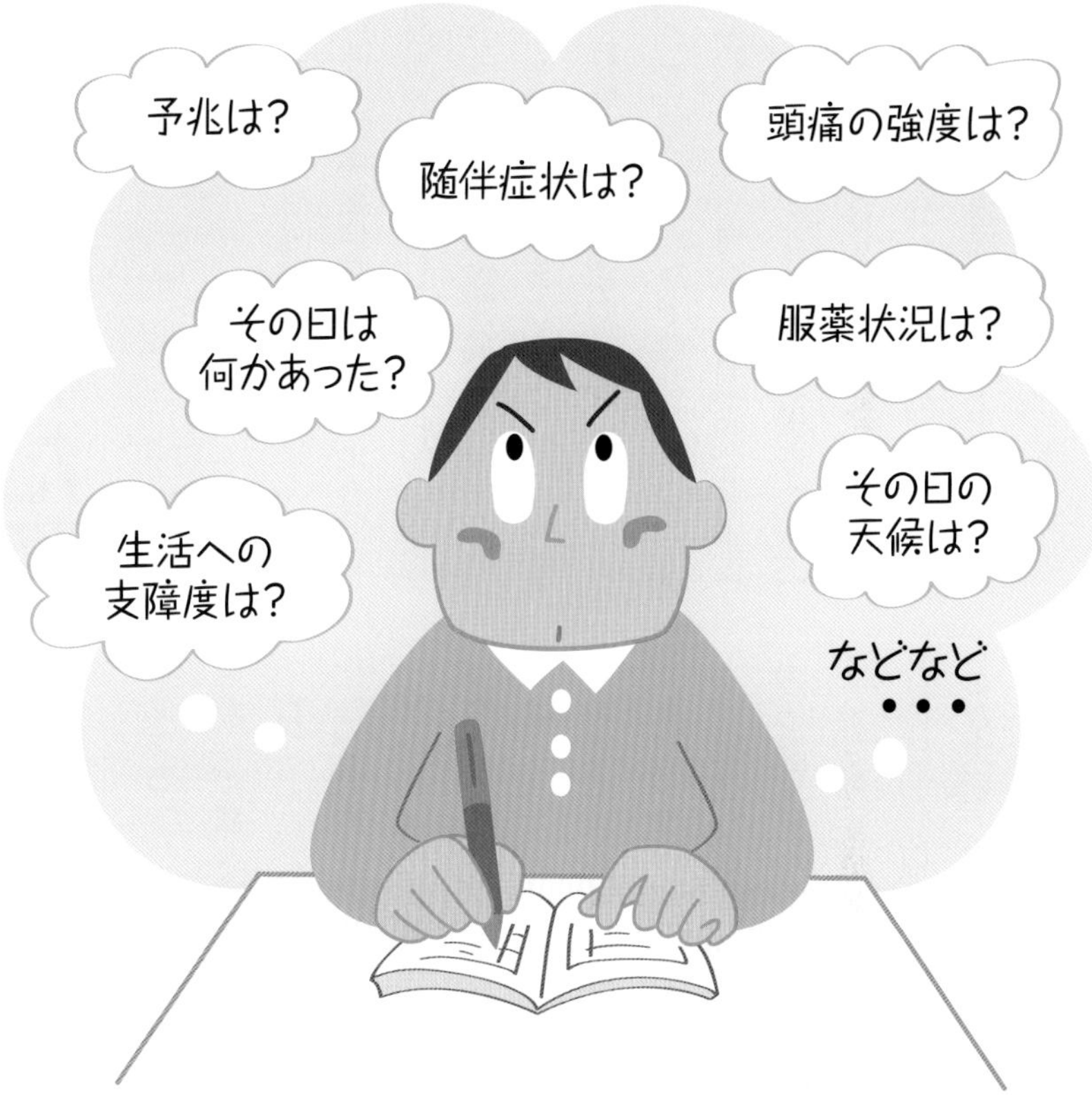

※具体的な記入例は(155頁)を参照

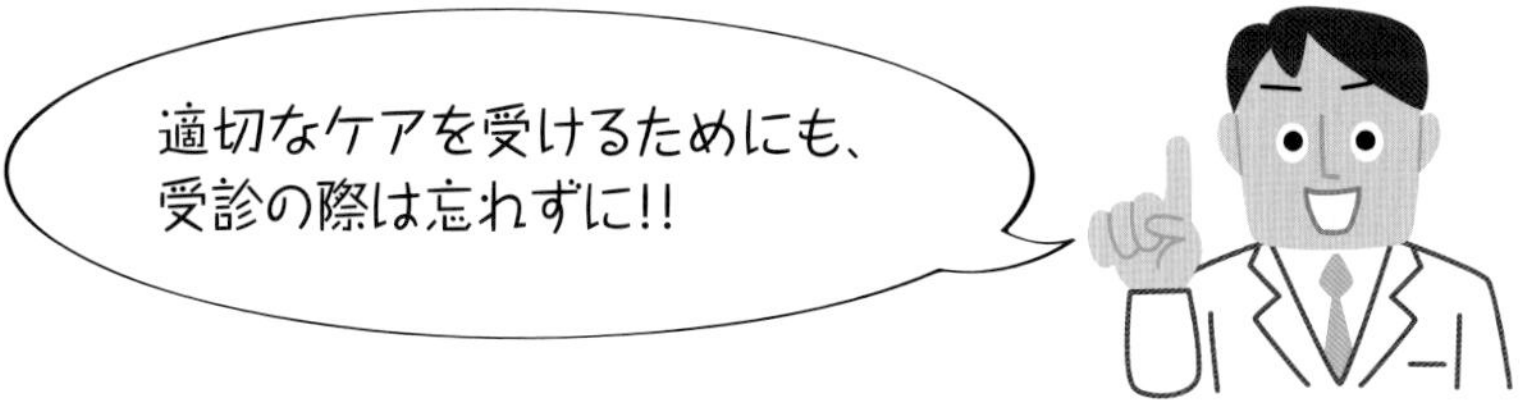
適切なケアを受けるためにも、
受診の際は忘れずに!!

病院で処方された薬を知る

急性期に飲む薬 ～鎮痛薬、片頭痛治療薬

慢性頭痛の治療薬には、急性期の痛みを抑えるために飲む薬もあれば、頭痛発作を予防するための薬もあります。ご自身が処方された薬を正しく把握し、正しく用いるためにも、慢性頭痛の治療薬について、ここでおさらいしておきましょう。

まず急性期に飲む薬には、鎮痛薬があります。「アセトアミノフェン」や「非ステロイド性抗炎症薬」は、いわゆる〝痛み止め〟です。通常、片頭痛も緊張型頭痛も、日常生活への支障度が低く、頭痛も比較的軽い場合は、この鎮痛薬から始めることになります。

片頭痛が、鎮痛薬では十分な効果が得られない、あるいは最初から中等度～重症の症状である、もしくは日常生活での支障も大きい場合には「トリプタン」、あるいは「ラスミジタン」を用います。トリプタンのなかでも「スマトリプタン」は、内服薬のほか、点鼻薬と注射薬があり、注射薬は自宅で自分で打つことができます。なお、これらは片頭痛に特化した治療薬です。

群発頭痛には鎮痛薬が効かないため、「スマトリプタン」の注射薬が処方されます。トリプタンあるいはラスミジタンの効果が得られない場合は、鎮痛薬を追加する場合があります。

トリプタンは服用するタイミングに注意が必要です。頭痛が起こったことがわかったら、20～30分以内に服用するのが望ましく、早すぎても遅すぎても十分な効果は得られません。タイミングを逃さないためにも、自身の頭痛発作の兆候を把握しておくことが大切です。

また、筋肉の緊張が原因の緊張性頭痛には、筋弛緩薬の「チザニジン」などを用いることもあります。

慢性頭痛の急性期治療薬一覧

分 類	一般名	投与方法	頭痛のタイプ
解熱鎮痛薬	アセトアミノフェン	内服	片頭痛・緊張型頭痛
非ステロイド性抗炎症薬	アスピリン	内服	片頭痛・緊張型頭痛
	イブプロフェン	内服	片頭痛・緊張型頭痛
	ロキソプロフェン	内服	片頭痛・緊張型頭痛
	ジクロフェナク	内服	片頭痛・緊張型頭痛
	メフェナム酸	内服	片頭痛・緊張型頭痛
	インドメタシンファルネシル	内服	片頭痛・緊張型頭痛
エルゴタミン（頭痛治療薬）	エルゴタミン・カフェインイソプロピルアンチピリン	内服	片頭痛
トリプタン（片頭痛治療薬）	スマトリプタン	内服、点鼻、皮下注	片頭痛 群発頭痛（点鼻、皮下注）
	ゾルミトリプタン	内服	片頭痛・群発頭痛
	リザトリプタン	内服	片頭痛
	エレトリプタン	内服	片頭痛
	ナラトリプタン	内服	片頭痛
ラスミジタン（片頭痛治療薬）	ラスミジタン	内服	片頭痛
制吐薬	メトクロプラミド	内服	片頭痛
	ドンペリドン	内服	片頭痛
筋弛緩薬	チザニジン	内服	緊張型頭痛（予防薬としても処方）
	エペリゾン	内服	緊張型頭痛（予防薬としても処方）
	ダントロレン	内服	緊張型頭痛（予防薬としても処方）
抗うつ薬	アミトリプチリン	内服	緊張型頭痛（予防薬としても処方）
抗不安薬	エチゾラム	内服	緊張型頭痛（予防薬としても処方）
	ジアゼパム	内服	緊張型頭痛（予防薬としても処方）

予防のために飲む薬

片頭痛と緊張型頭痛の予防薬は、いずれも急性期治療薬だけでは日常生活への支障を十分に改善できない場合に適応となります。例えば、頭痛発作が月2回以上、あるいは日常生活に支障を来たす頭痛が月に3日以上ある場合は、予防薬の服用がすすめられます。片頭痛の予防薬は、「抗てんかん薬」「抗うつ薬」「β遮断薬」「カルシウム拮抗薬」「ARB／ACE阻害薬」など従来の予防薬のほか、「CGRP関連抗体薬」という新しい薬も登場しています。いずれも病院での指導後は、患者さんが自宅で注射を打つことが可能です。非常によく効く画期的な薬ですが、日本頭痛学会などの認定を受けた専門医でないと処方することができません。そのため、この薬を希望する場合は、認定を受けた専門医のいる病院を探す必要があります。

緊張型頭痛の予防療法については、「抗うつ薬」が中心となります。精神的・肉体的ストレスによる筋肉の緊張が原因とする緊張型頭痛では、生活指導がより不可欠といえます。

群発頭痛の予防薬としては、「カルシウム拮抗薬」「抗てんかん薬」「副腎皮質ホルモン薬」があり、場合により帯状疱疹ウイルスを抑える抗ウイルス薬が用いられています。これらは、群発期の発作を減らしたり、軽減したりするためのものなので、群発期が終了すれば中止することも可能です。

では、片頭痛や緊張型頭痛の予防薬は一生飲み続けなければならないのかといえば、そうではありません。片頭痛の予防薬は有効性や副作用を確認したうえで、半年〜1年くらいは継続し、片頭痛が十分にコントロールできていれば徐々に減らして、医師が可能と判断すれば中止することができます。また、緊急性頭痛の予防に抗うつ薬を使う場合は3ヵ月、最大でも6ヵ月を目安に、薬の服用を続けるか、それとも中止するかを判断します。

慢性頭痛の予防薬一覧

分 類	一般名	投与方法	頭痛のタイプ
抗てんかん薬	バルプロ酸ナトリウム	内服	片頭痛・群発頭痛
	トピラマート	内服	片頭痛・緊張型頭痛
	ペランパネル	内服	片頭痛
	ガバペンチン	内服	片頭痛
	クロナゼパム	内服	片頭痛
	レベチラセタム	内服	片頭痛
抗うつ薬	アミトリプチリン	内服	片頭痛・緊張型頭痛
	ノルトリプチリン	内服	片頭痛
	イミプラミン	内服	片頭痛
	トラゾドン	内服	片頭痛
	ミアンセリン	内服	片頭痛・緊張型頭痛
	フルボキサミン	内服	片頭痛
	パロキセチン	内服	片頭痛
	スルピリド	内服	片頭痛
	デュロキセチン	内服	片頭痛
気分安定薬	炭酸リチウム	内服	群発頭痛
β遮断薬	プロプラノロール	内服	片頭痛
	チモロール	点眼	片頭痛
	メトプロロール	内服	片頭痛
	アテノロール	内服	片頭痛
	ナドロール	内服	片頭痛
カルシウム拮抗薬	ロメリジン	内服	片頭痛
	ベラパミル	内服	片頭痛・群発頭痛
	ジルチアゼム	内服	片頭痛
	ニカルジピン	内服	片頭痛
ARB/ACE阻害薬	カンデサルタン	内服	片頭痛
	リシノプリル	内服	片頭痛
	エナラプリル	内服	片頭痛
	オルメサルタン	内服	片頭痛
CGRP関連抗体薬	ガルカネズマブ	皮下注	片頭痛
	フレマネズマブ	皮下注	片頭痛
	エレヌマブ	皮下注	片頭痛
副腎皮質ホルモン薬	プレドニゾロン	内服	群発頭痛

市販薬の選び方と注意点

まずは薬剤師に相談を

軽度の片頭痛や緊張性頭痛で、頭痛の頻度や日常生活での支障度が低い場合は、市販の鎮痛薬で対処することもできます。

市販の鎮痛薬の有効成分は、処方薬と同様、「非ステロイド性抗炎症薬」と「アセトアミノフェン」に大きく分けることができます。非ステロイド性抗炎症薬には、痛みのもととなるプロスタグランジンの生成を抑える作用があり、アセトアミノフェンよりも痛みを抑える効果が強いという特徴がありま す。ただし、胃腸障害などの副作用を起こしやすく、空腹時の服用は避けなければなりません。一方、アセトアミノフェンは胃腸障害などの副作用が起こりにくく、空腹時でも服用することができますが、効果は非ステロイド性抗炎症薬より劣ります。

そしてもう1つ、市販薬は、「単一成分」と「複合成分」という分け方ができます。単一成分というのは、有効成分が1種類しか入っていないということです。一方、複合成分の薬には、有効成分が2種類以上、その他の成分も入っています。単一成分であれば、効果がみられない場合や具合が悪くなった場合、原因となる成分が明確になります。ただ、複合成分の薬には鎮痛効果を高めたり、胃粘膜を保護する成分が含まれており、こちらの方が合うという人もいるでしょう。複合成分の薬も、どんな成分が入っているのかをきちんと把握し、用法・用量を守って使う分には、とくに問題ありません。

市販薬を使うときは、まずは薬剤師に相談するようにしましょう。今ある症状のほか、服用中の薬や頭痛以外の持病があれば、それも伝えて、ご自身に合った薬を選ぶようにしてください。

市販の鎮痛薬を賢く選んで上手に使う

薬剤師さんに聞いて情報を得ましょう

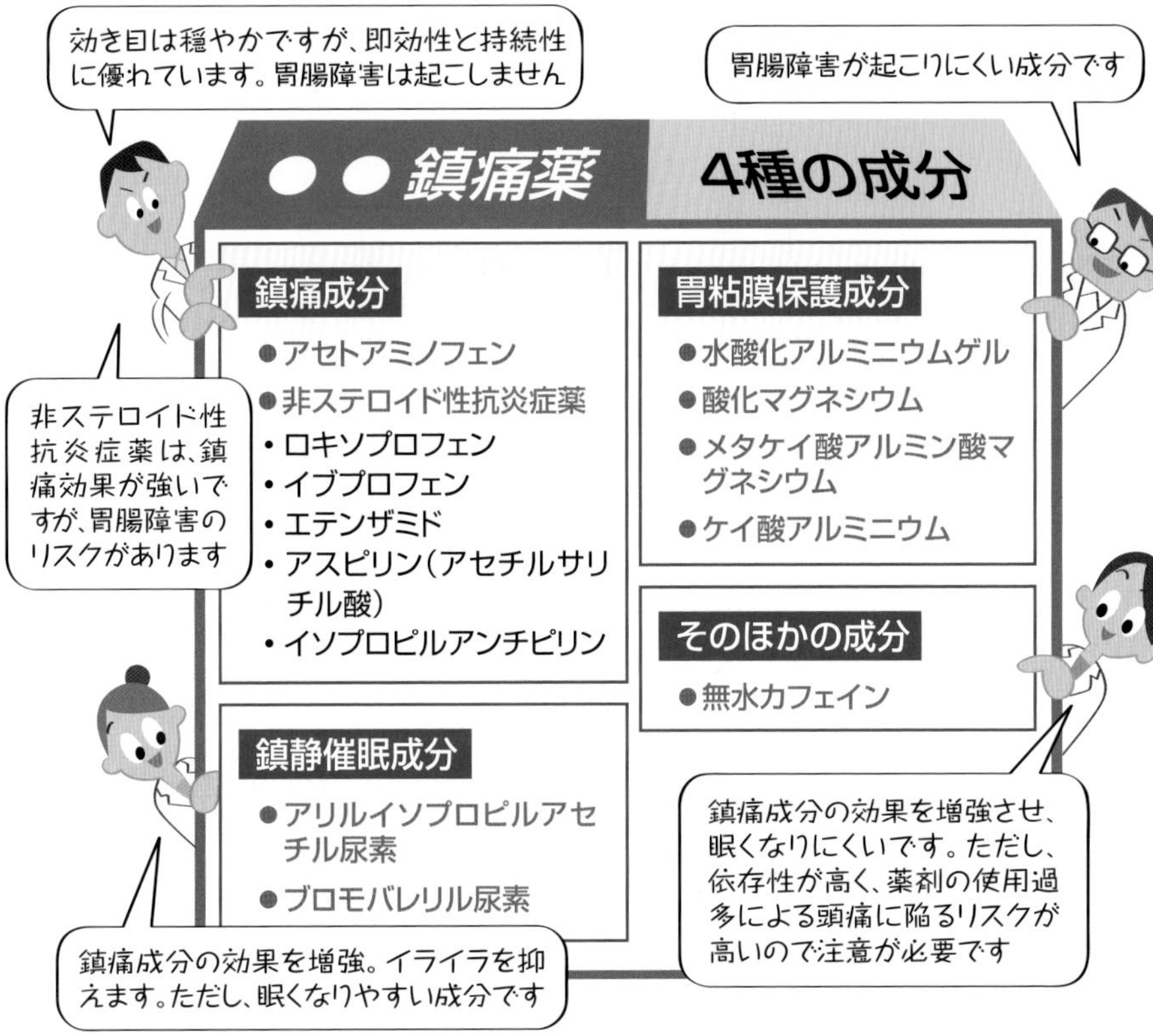
効き目は穏やかですが、即効性と持続性に優れています。胃腸障害は起こしません
胃腸障害が起こりにくい成分です
●●鎮痛薬 4種の成分
鎮痛成分
●アセトアミノフェン
●非ステロイド性抗炎症薬
・ロキソプロフェン
・イブプロフェン
・エテンザミド
・アスピリン（アセチルサリチル酸）
・イソプロピルアンチピリン
非ステロイド性抗炎症薬は、鎮痛効果が強いですが、胃腸障害のリスクがあります
胃粘膜保護成分
●水酸化アルミニウムゲル
●酸化マグネシウム
●メタケイ酸アルミン酸マグネシウム
●ケイ酸アルミニウム
そのほかの成分
●無水カフェイン
鎮静催眠成分
●アリルイソプロピルアセチル尿素
●ブロモバレリル尿素
鎮痛成分の効果を増強させ、眠くなりにくいです。ただし、依存性が高く、薬剤の使用過多による頭痛に陥るリスクが高いので注意が必要です
鎮痛成分の効果を増強。イライラを抑えます。ただし、眠くなりやすい成分です

市販の鎮痛薬を選ぶときのポイント

- その薬の鎮痛成分が自分の頭痛に有効がどうかを確認するためにも、まずは単一成分から使い始める
- 単一成分では効果が得られない場合は、鎮痛成分の効果を増強する成分を配合した薬を選ぶ
- 胃もたれや胃痛を起こしやすい場合は、胃粘膜保護成分を配合した薬を選ぶ
- 眠気が仕事などに支障を来たす場合は、鎮静催眠成分を含まず、無水カフェインを配合した薬を選ぶ
- イライラしやすい場合は、鎮静催眠成分を配合した薬を選ぶ

漢方薬という手もある

漢方薬の上手な使い方は？

漢方医学は中国を起源とする伝統医学で、漢方医学で用いられる薬が漢方薬です。漢方医学では、自然界に存在する植物や動物、鉱物などの薬効となる部分を「生薬」といい、漢方薬は生薬を組み合わせてつくられます。

一般的に漢方薬は、西洋医学の薬にくらべて副作用が少ないとされます。そのため、子どもからお年寄りまで、幅広い年齢層に適しているといえます。様々な薬効を持つ生薬を複数組み合わせることで細かな調節ができるので、一人一人の体質や症状に合った薬を選ぶことができるのも大きな利点です。

慢性頭痛に対しても、漢方薬が経験的に使用され、効果を示しています。日本頭痛学会らが監修を務める『頭痛の診療ガイドライン2021』では、慢性頭痛に有効な漢方薬として、「呉茱萸湯《ごしゅゆとう》」「桂枝《けいし》人参湯《にんじんとう》」「釣藤散《ちょうとうさん》」「葛根湯《かっこんとう》」「五苓散《ごれいさん》」の5つを挙げています。基本的には、まず1種類の漢方薬を1～2カ月間服用し、効果を確認します。症状に改善がみられない場合は、別の漢方薬を試したり、2種類以上を併用したりすることも可能です。

ただし、生薬由来といえども、副作用が全くないわけではありません。また、複数の漢方薬を併用する場合や、普段飲んでいる西洋医学の薬と併用する場合は、飲み合わせなどの問題もあるので、個人の判断で市販の漢方薬を使用するのではなく、主治医に相談して処方してもらうようにしましょう。

現在は、多くの病院やクリニックで漢方薬が処方されるようになっています。主治医が漢方薬にはあまり詳しくない場合は、漢方専門医を紹介してくれるはずです。

慢性頭痛に効く漢方薬

呉茱萸湯

片頭痛、緊張型頭痛にかかわらず、高い有効性が示されている。とくに視覚前兆をともなう片頭痛によく効くよう。毎日決まった時間に服用する定期服用が基本だが、片頭痛などの発作時には、鎮痛薬やトリプタンと同様に頓用薬として使用してもかまわない

五苓散

気圧の変動に左右される片頭痛や緊張型頭痛のほか、お酒の飲みすぎによる頭痛や乗り物酔いにも有効。定期服用はもちろん、頓用薬としても用いることができる。基本的には定期服用ですが、低気圧に誘発されやすい頭痛には、普段の定期服用に追加、または定期服用していない場合は、頓用薬として用いることも可能

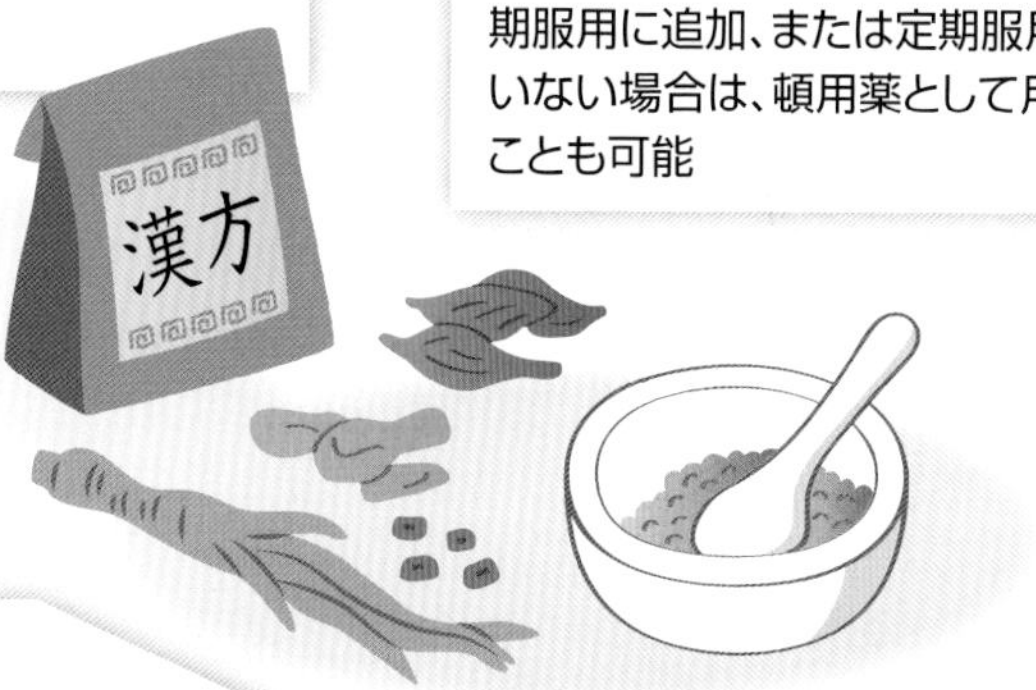

桂枝人参湯

気圧変動の影響を受けやすい片頭痛のほか、胃弱傾向のある慢性頭痛に定期服用する。1日量（3包）に甘草が3g含まれており、浮腫や血圧上昇、低カリウム血症の副作用を避けるため、1日2包からの服用がすすめ

釣藤散

冷やして痛みをとるタイプの漢方薬。動脈硬化傾向のある慢性頭痛、緊張型頭痛に定期服用する。胃腸の調子を整えてくれるので、胃が弱い人でも服用することができる

葛根湯

筋肉の緊張をほぐす作用があるので、とくに緊張型頭痛に向いている。発作時の頓用薬として用いることもできる。エフェドリンと同様の作用を持つ麻黄が含まれているため、血圧のコントロールが不安定な高血圧、頻脈性不整脈、虚血性心疾患、前立腺肥大には慎重に投与する必要がある。また、麻黄によって胃の不快感や不眠を来たすことがあるので、胃の弱い人や不眠傾向のある人は注意が必要

column

相性のよい医師の選び方

慢性頭痛は定期的に受診し、経過をみていく必要のある病気です。それだけに、これから長いつき合いになるであろう医師との相性は気になるところです。患者さんは、医師のどのようなところを見て、選べばよいのでしょうか？

一般的には、まずは患者さんの話をよく聞いてくれるかどうかで判断できます。こちらの話を十分に聞かずに診断を下してしまう医師、いつ受診しても、話をする前に「いつもの痛み止め、出しときますね」などと言うような医師は、頭痛に精通した医師とはいえないでしょう。患者さんの言葉に真摯に耳を傾けてくれる医師は、より患者さんのためになる治療を模索してくれる医師でしょう。

もちろん、慢性頭痛という病気を正しく理解しているかどうかも重要です。簡単な問診だけで、「頭痛なんてよくあることだから、とりあえず鎮痛薬を処方しておこう」という対応をされたとしたら、専門医のいる頭痛外来を探した方がよいでしょう。

また患者さんがその医師に会うことにストレスを感じてしまうかどうかも判断基準の一つになります。とくに理由はないのだけれど、その医師の前ではなぜか萎縮してしまう、緊張して話せなくなるといった経験をお持ちの方もいらっしゃるのではないでしょうか。受診の日が近づくと、体が硬直して頭痛発作が…… などというのは本末転倒です。

ただ、言葉が少々きつかったり、一見冷たく見えたりするような医師が悪い医師とは限りません。優しく穏やかな医師に「無理はしなくていいよ」と言われたら、言葉通りに甘えてしまうようなタイプの患者さんには、少々厳しい医師が合っているかもしれません。

大切なのは、その医師と信頼関係を築けるかどうかです。患者さんは伝える努力を、医師は聞く努力をして、二人三脚で治療に臨めるような関係を築けば、頭痛を必ずや克服することができるでしょう。

第4章

もう頭痛に困らない！みんなの生活術

慢性頭痛をコントロールするためには、規則正しい生活を心がけることが不可欠です。また、頭痛発作の誘因の多くは、日々のくらしのなかに潜んでいます。どんなとき、どんなことが誘因になるのかを正しく把握し、誘因を避ける工夫も重要です。

規則正しい生活リズムをキープしよう！

ライフスタイルのポイントは4つ

慢性頭痛は、ライフスタイルに頭痛発作の誘因が潜んでいる場合が多いものです。頭痛をコントロールするためには、薬物療法とともに自身のライフスタイルを見直し、誘因を避けた生活を心がけることが重要になります。

そこで、すべての慢性頭痛に共通していえるポイントが4つあります。

まず1つ目が「睡眠」です。睡眠時間は短かすぎても、逆に長すぎても、頭痛発作の引き金になることがあります。自身に合った適切な睡眠時間と質の良い睡眠を確保すると同時に、ぐっすり眠ったと実感できるような質の高い睡眠をとるよう心がけましょう。

2つ目は「食事」で、毎日3食を決まった時間にとることが大事です。食事の間隔を空けすぎないように時間を決め、くれぐれも時間がないなどの理由で食事を抜いたりしてはいけません。

3つ目は「運動」です。軽い運動を習慣として行うことは、慢性頭痛の予防や改善に有効とされています。ただし、片頭痛は運動が発作の誘因になることがあります。運動中に頭痛が起こりやすい人は無理をせず、その日の体調に合わせて運動量を調節するようにしましょう。

4つ目は「ストレス」です。慢性頭痛には、ストレスが強く影響していることがわかっています。ストレスはたまらないようにするのが一番ですが、ストレスを上手に解消する術を身につけることが大切です。

それでは、慢性頭痛をコントロールする4つのポイントについて、見ていくことにしましょう。

頭痛を予防・改善する４つのライフスタイル

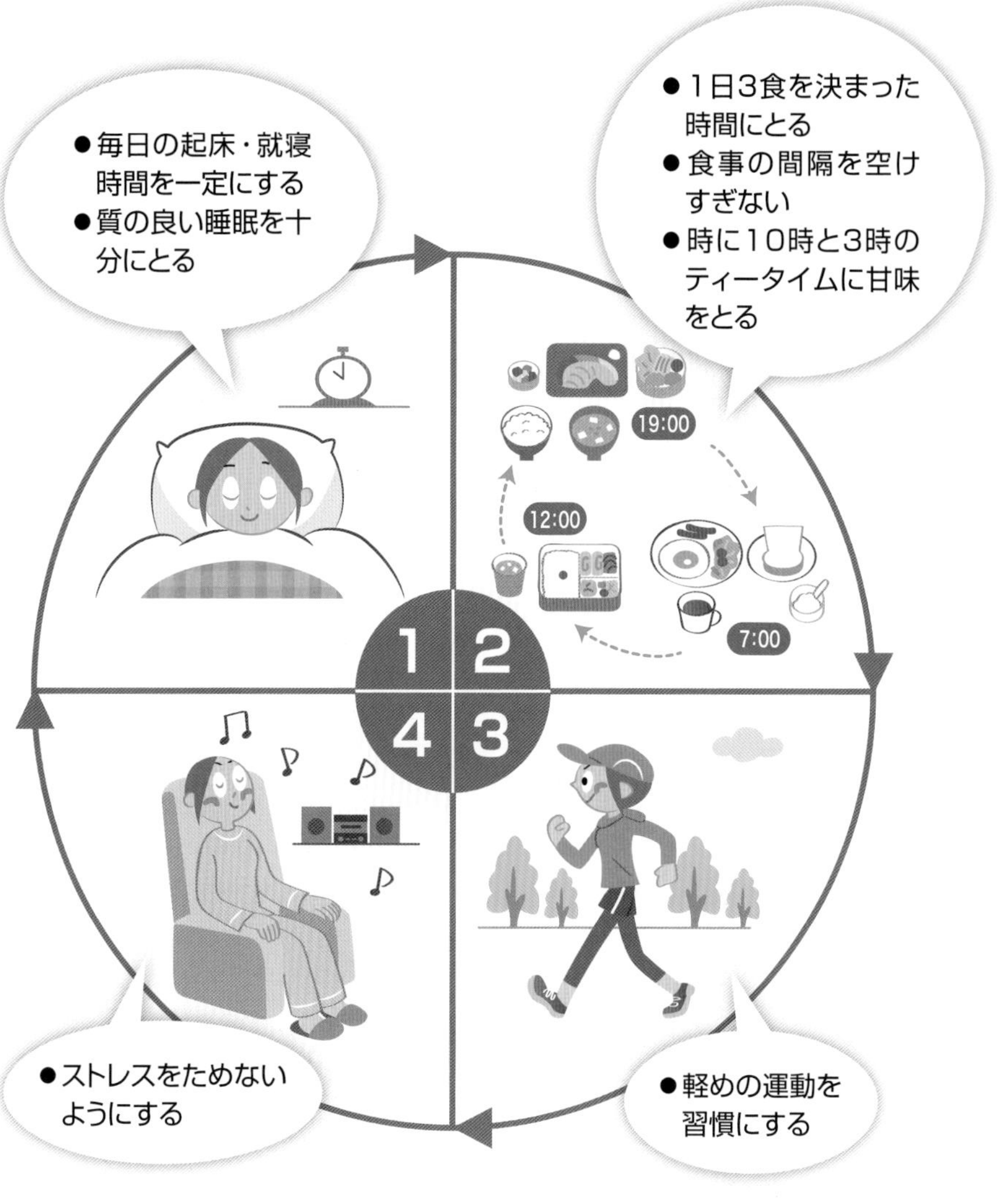
●毎日の起床・就寝時間を一定にする
●質の良い睡眠を十分にとる
●1日3食を決まった時間にとる
●食事の間隔を空けすぎない
●時に10時と3時のティータイムに甘味をとる
19:00
12:00
7:00
1
2
3
4
●軽めの運動を習慣にする
●ストレスをためないようにする

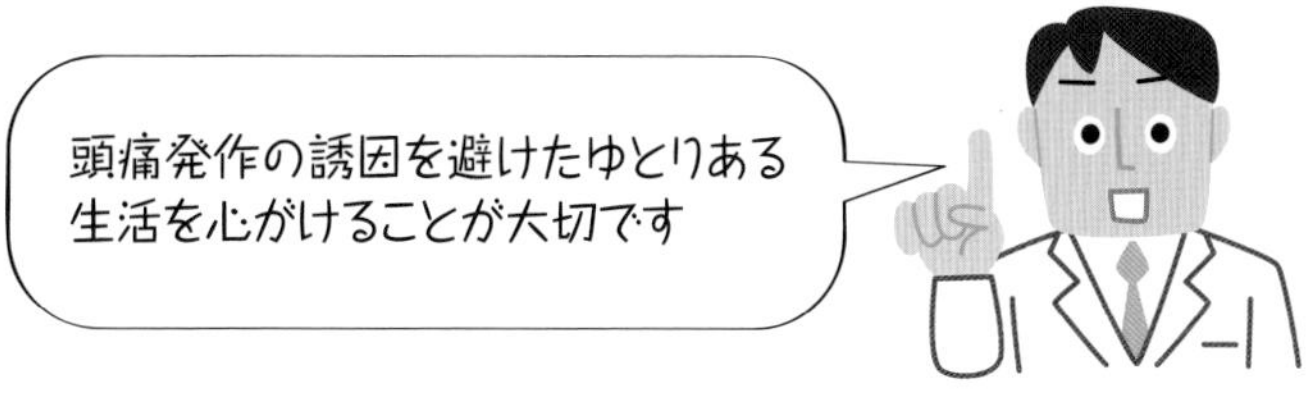
頭痛発作の誘因を避けたゆとりある生活を心がけることが大切です

良質な睡眠をとるには？

十分な睡眠を心がける

睡眠と慢性頭痛は関係が深く、睡眠不足や睡眠過多のほか、就寝時間や起床時間が不規則になることも頭痛の発症や悪化につながるとされています。頭痛をコントロールするためには、まずは自身にとって最適な睡眠時間を見つけることが大切になります。その時間を確保できるよう就寝時間と起床時間を決めて、規則正しいリズムで生活するよう心がけましょう。

一方で、睡眠中や起床時に頭痛が起こりやすいという人もいるでしょう。これらは「ぐっすり眠れていない」、すなわち「睡眠の質」に問題があるのかもしれません。

良質の睡眠とは、朝、目覚めたときに「ぐっすり眠った」という感覚が得られる眠りです。

睡眠には、浅い眠りの「レム睡眠」と、深い眠りの「ノンレム睡眠」があり、人は一般的に、眠りにつくと徐々に眠りが深くなり、ノンレム睡眠になります。その後、脳は少しずつ覚醒してレム睡眠になり、またノンレム睡眠に戻り…というパターンを約90分周期で4～5回くり返し、レム睡眠時に目覚めるというのが理想の睡眠サイクルとされています。ぐっすり寝た気がしない人、睡眠中や起床時に頭痛が起こりやすい人は、レム睡眠ばかりが続いている、すなわち深い眠りにつくことができず、ずっと浅い眠りのままなのかもしれません。

理想の睡眠サイクルで眠るために大切なのは、最適な睡眠時間を確保するのと同様、就寝時間や起床時間を毎日一定にして、規則正しい生活リズムをキープすることです。そのうえで、次頁を参考に、ぐっすり眠るコツをマスターしてください。

理想の睡眠サイクルで眠るために

理想の睡眠サイクルとは

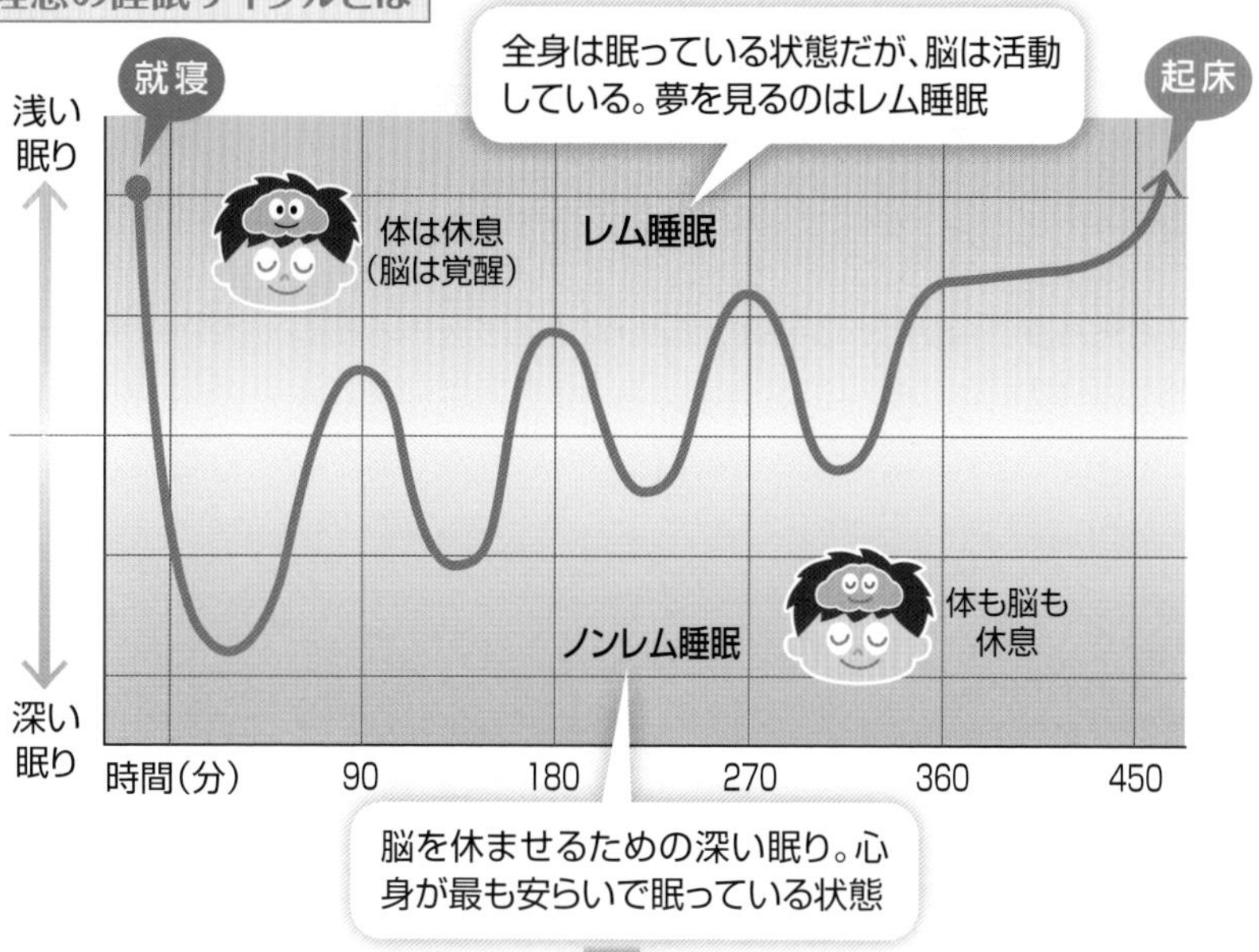
就寝
起床
浅い眠り
深い眠り
全身は眠っている状態だが、脳は活動している。夢を見るのはレム睡眠
体は休息（脳は覚醒）
レム睡眠
ノンレム睡眠
体も脳も休息
時間（分）
90
180
270
360
450
脳を休ませるための深い眠り。心身が最も安らいで眠っている状態

入眠が1時間くらいで最も深い眠りにつき、ノンレム睡眠（60〜80分間）とレム睡眠（10〜20分間）のセットを4〜5回くり返すのが理想とされている

ぐっすり眠るコツ

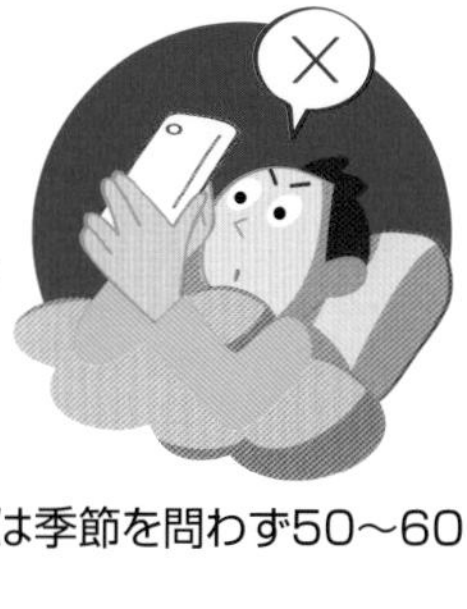

- 毎日同じ時刻に布団に入り、同じ時刻に起床する
- 就寝前のスマホ、パソコン、テレビは避ける
- 就寝前はコーヒーや緑茶など、カフェインを含む飲み物は避ける
- 大量の飲酒や就寝前の飲酒は避ける
- 入浴は就寝2〜3時間前にぬるめのお湯につかる
- 寝室の温度は冬22〜23度、夏26〜28度、湿度は季節を問わず50〜60%が理想
- 日中は積極的に体を動かす
- 朝目覚めたらすぐに朝日を浴びる。ただし、片頭痛の人は強い日光には注意

食生活の改善で頭痛を予防する

頭痛予防に良いとされる食品をバランスよく食べる

食生活では、片頭痛の場合、特定の食品が頭痛発作を誘発することがあります。誘因となる食品は人それぞれなので、まずは自身がどんなものを食べると頭痛を起こしやすいのかを知り、誘因を避けた食生活を心がけることが重要です。

片頭痛の誘因になりやすい食品としては、チョコレート、アルコール、チーズやヨーグルト、揚げ物、うま味調味料、人工甘味料などのほか、特定の果物や野菜が誘因になることもあります。とはいえ、やみくもにこれらの食品を避けていると、栄養不足や栄養の偏りが生じてしまうので、あくまでも自身の誘因を正しく把握することが大切になります。

頭痛を誘発する食品がある一方で、頭痛を起こりにくくする食品もあります。

頭痛予防に良いとされる食品は、栄養素でいうと「マグネシウム」「ビタミンB$_2$」「カルシウム」などです。マグネシウムには脳の血管を安定させる作用があり、ごま、大豆、牡蠣、わかめ、ひじき、玄米などに多く含まれています。また、ビタミンB$_2$やカルシウムには、脳の異常な興奮を鎮める作用があります。ビタミンB$_2$は、うなぎ、レバー、卵、納豆、牛乳などに、カルシウムは、牛乳・乳製品、小魚、大豆・大豆製品などに多く含まれています。

ただし、こちらもそればかり食べていれば安心というわけではありません。食生活の基本は、栄養バランスのよい食事を規則正しくとることです。そのうえで、脳の興奮を鎮める作用のある食品や、脳の血管を安定させる作用のある食品を積極的に取り入れるようにするとよいでしょう。

頭痛と食品の関係は？

頭痛を起こしにくくする食品

マグネシウム

- ごま
- 牡蠣
- 大豆
- 玄米
- わかめ
- ほうれん草
- ひじき
- アーモンド

など

干しひじき

ビタミンB_2

- うなぎ
- レバー
- 牛乳
- 納豆
- 卵

など

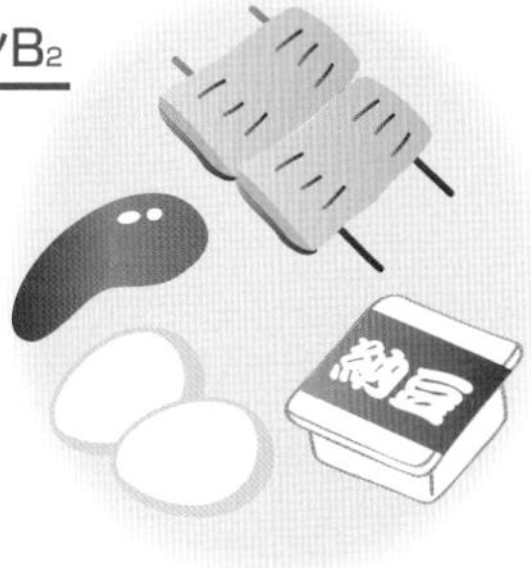
納豆

カルシウム

- 牛乳、ヨーグルト、チーズ
- 小魚
- 小松菜
- 水菜
- 厚揚げ

など

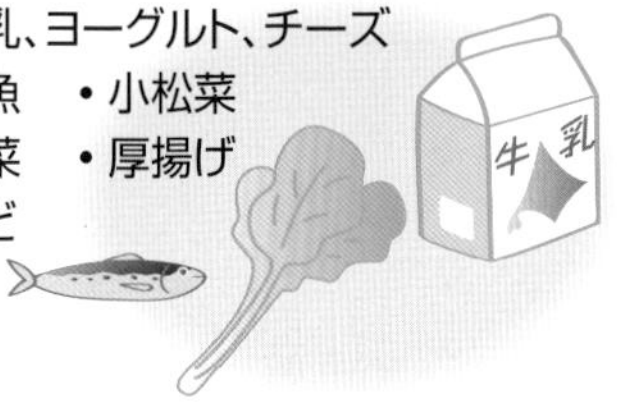
牛乳

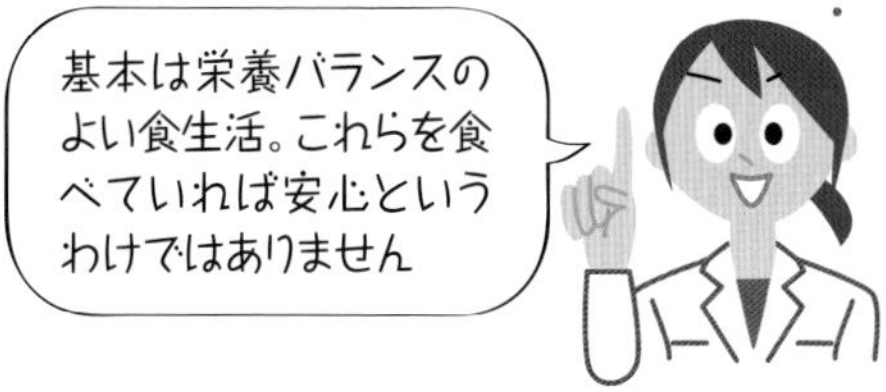
基本は栄養バランスのよい食生活。これらを食べていれば安心というわけではありません

頭痛を起こしやすくする食品

片頭痛の人は要注意

- チョコレート
- 赤ワイン
- チーズ、ヨーグルト
- ハム、ベーコン、サラミ
- 揚げ物
- 漬物などの発酵食品
- うま味調味料
- 人工甘味料
- バナナ、アボガド、パイナップル
- 柑橘類
- 玉ねぎ、さやえんどう、ピーナッツ
- 塩漬けにしん

など

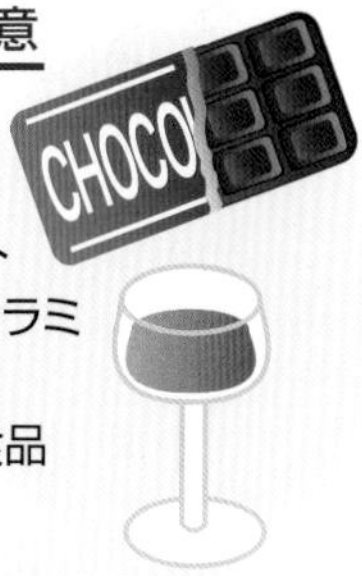
CHOCO

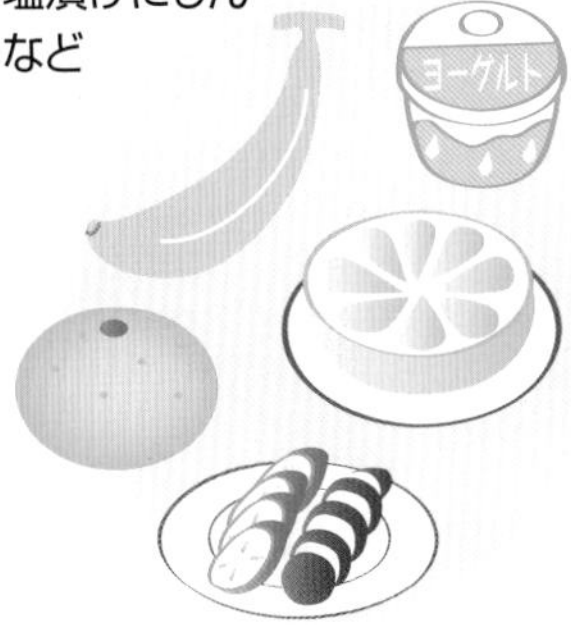
ヨーグルト

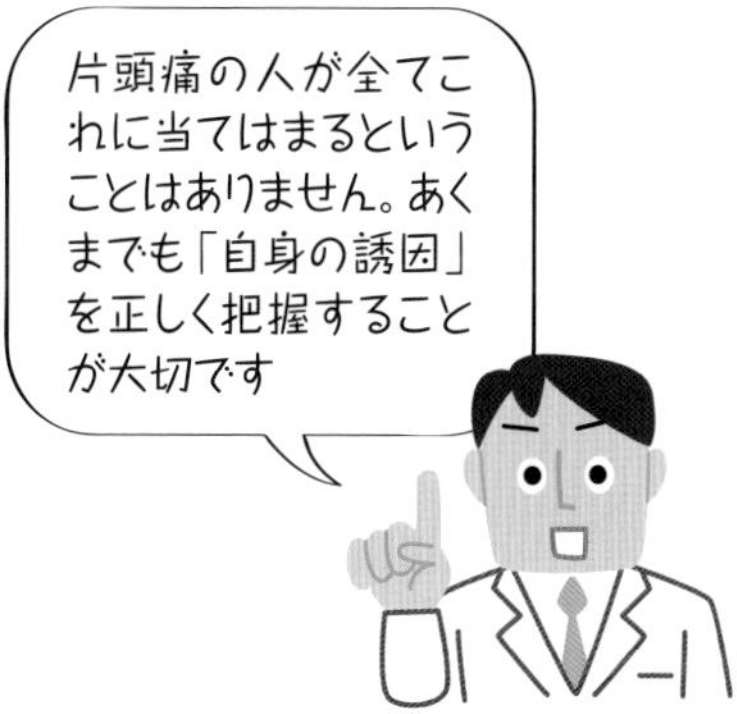
片頭痛の人が全てこれに当てはまるということはありません。あくまでも「自身の誘因」を正しく把握することが大切です

適度な運動で頭痛を予防する

おすすめはウォーキングなど毎日できる軽い運動

慢性頭痛の予防には、適度な運動も欠かせません。とくに緊張型頭痛の大きな原因の1つは、慢性的な運動不足です。普段から体を動かす習慣をつけて、筋肉の緊張をほぐすことが大切です。

運動はストレスを解消する効果も大きいので、片頭痛の人も習慣として軽い運動を行うといいでしょう。ただし、片頭痛の発作が起きているときは、体を動かすと痛みが悪化します。発作中は運動を控えましょう。また、過度な運動は、頭痛発作の引き金になることがあります。くれぐれも無理のない範囲で、軽めの運動を日々の生活に取り入れてみましょう。

すべての慢性頭痛に共通してすすめられるのが、軽めの有酸素運動です。運動には、大きく分けて「有酸素運動」と「無酸素運動」の2種類があり、有酸素運動とは、酸素をたくさん取り込みながら、ある程度継続して行う運動をいいます。一方、無酸素運動とは、短距離走や重量挙げなどのように、瞬発力を必要とする運動をいいます。代表的な有酸素運動には、ウォーキングやジョギング、水泳、サイクリングなどがありますが、自分で運動強度をコントロールできるもの、毎日習慣として行えるものを選ぶようにしましょう。

運動強度は、苦しいと感じない程度の強度がおすすめです。ウォーキングならば、笑顔で会話をしながら歩ける速度が目安で、このくらいの運動を1日20～30分、習慣化して行いましょう。

ただし、頭痛が起きているときはもちろん、体調が悪いときや疲れているときは無理をせず、自分のペースで運動するようにしてください。

毎日のウォーキングで頭痛を予防！

正しいウォーキングフォーム

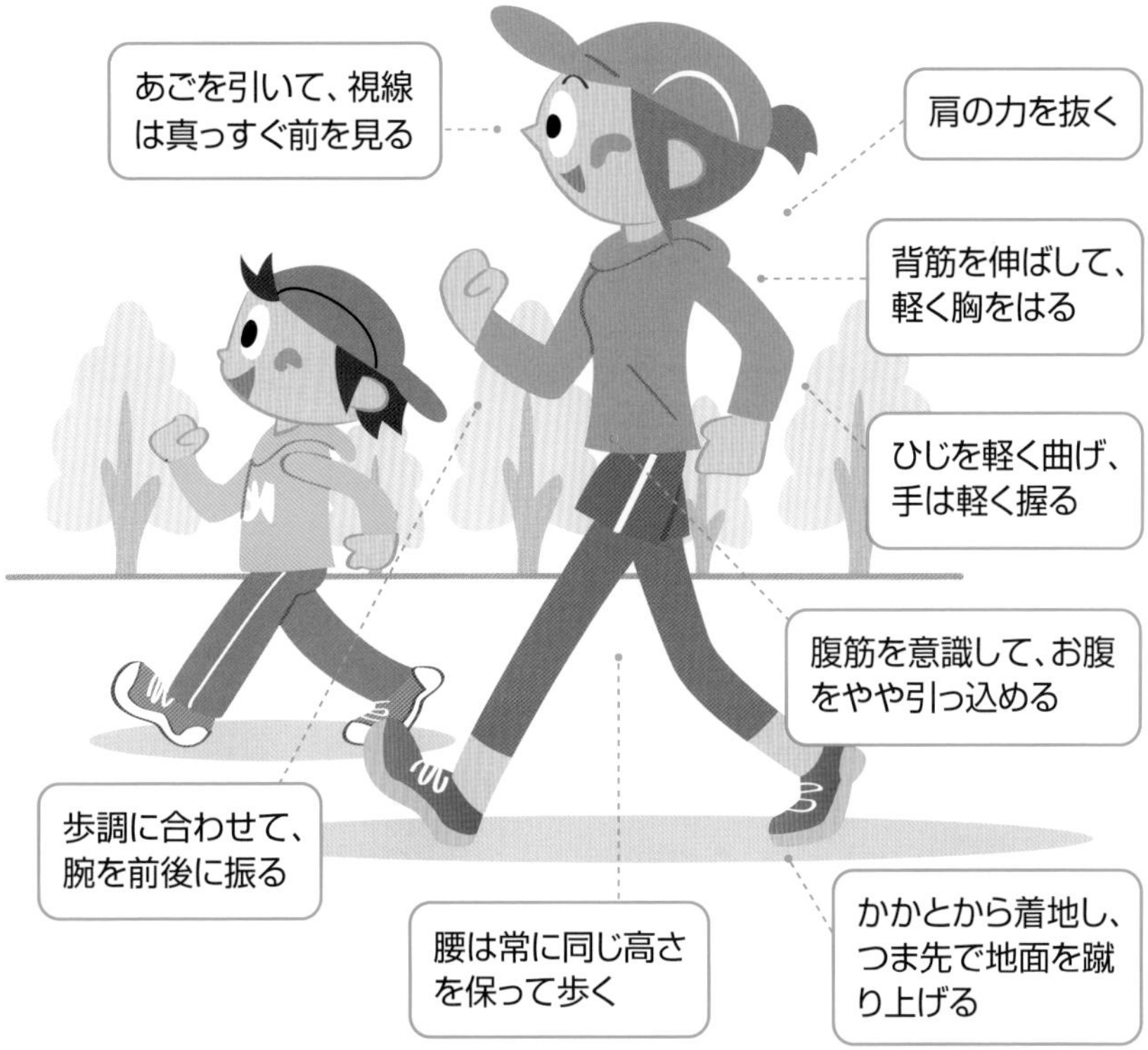
あごを引いて、視線は真っすぐ前を見る
肩の力を抜く
背筋を伸ばして、軽く胸をはる
ひじを軽く曲げ、手は軽く握る
腹筋を意識して、お腹をやや引っ込める
歩調に合わせて、腕を前後に振る
腰は常に同じ高さを保って歩く
かかとから着地し、つま先で地面を蹴り上げる

※笑顔で会話ができる程度の軽めの運動を1回20〜30分程度行う

こんなときは運動を控えよう

- 体調が悪いとき
- 疲れがたまっているとき
- 頭痛発作が起きているときや、頭痛発作が起こりそうなとき

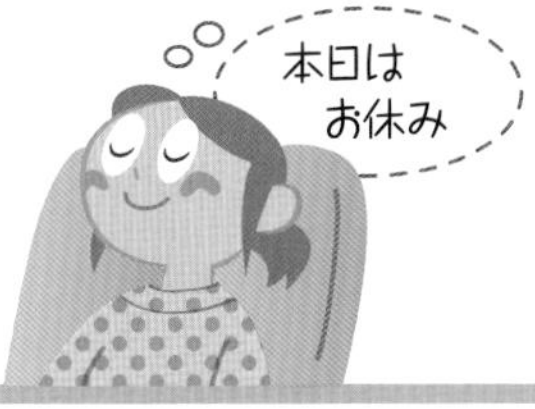
本日はお休み

首・肩・背中をほぐす

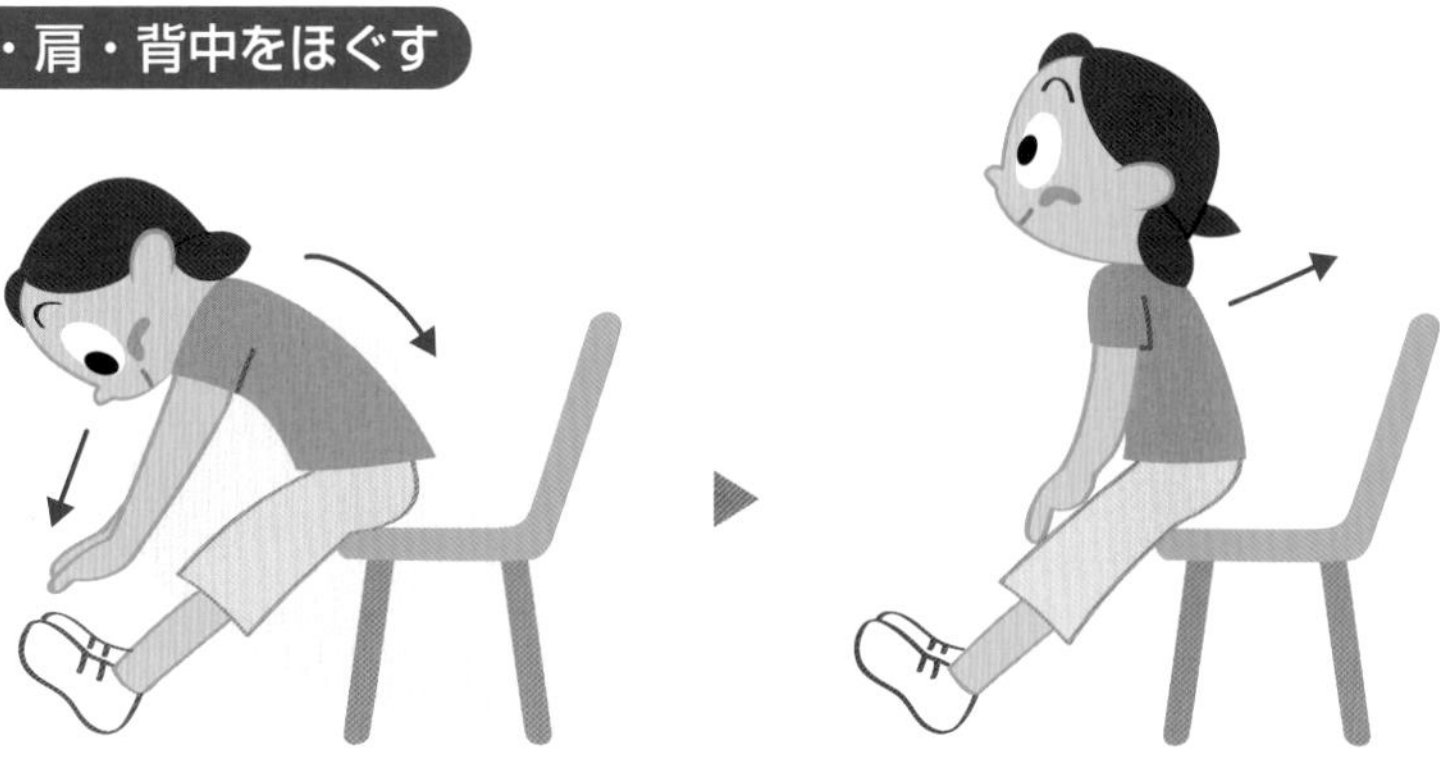

❶ 椅子に座って足を伸ばし、つま先を見ながら、手でつま先をつかむように前屈して15秒キープ。このとき、首から肩、背中にかけての筋肉が伸びるように意識する

❷ ゆっくり体を起こして10秒間リラックス

※3回行う

上半身をほぐす

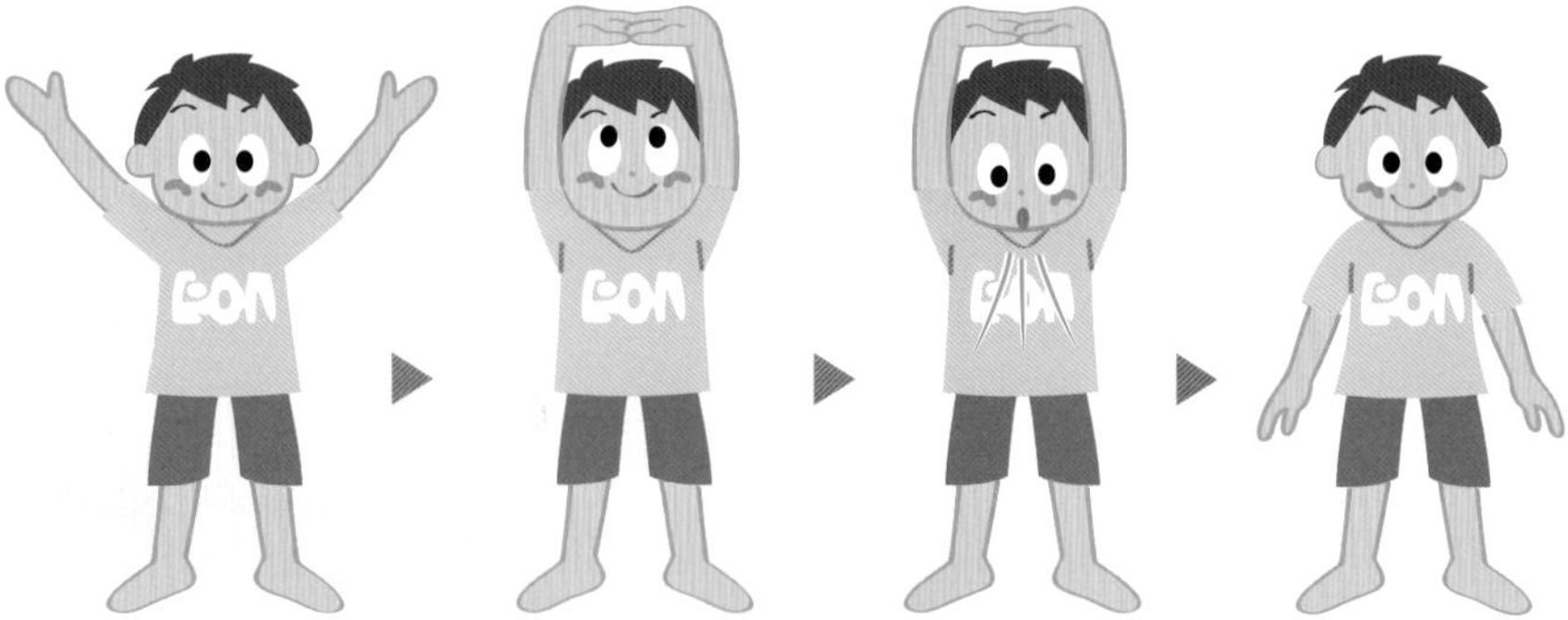

❶ 背筋を伸ばし、鼻で息をゆっくり吸いながら両腕を上げる

❷ 手のひらを上に向けて両手を組み、両腕を上に伸ばす

❸ ❷のまま首を前に倒し、口から息を吐きながら5秒キープ

❹ 鼻から息を吸いながら、ゆっくり腕を下ろし、5秒リラックス

※3回行う

家庭でできるエクササイズ

緊張型頭痛の予防・改善には、首、肩、背中などの筋肉をほぐすエクササイズも効果があります。また、エクササイズで首や肩をリラックスさせると、三叉神経への刺激がやわらぎ、片頭痛の予防にもなります。

ただし、片頭痛の場合は、頭痛発作が起きているときは運動を行わないようにしてください。緊張型頭痛であれば、急性期の痛みの軽減にもエクササイズが有効です。

肩をほぐす

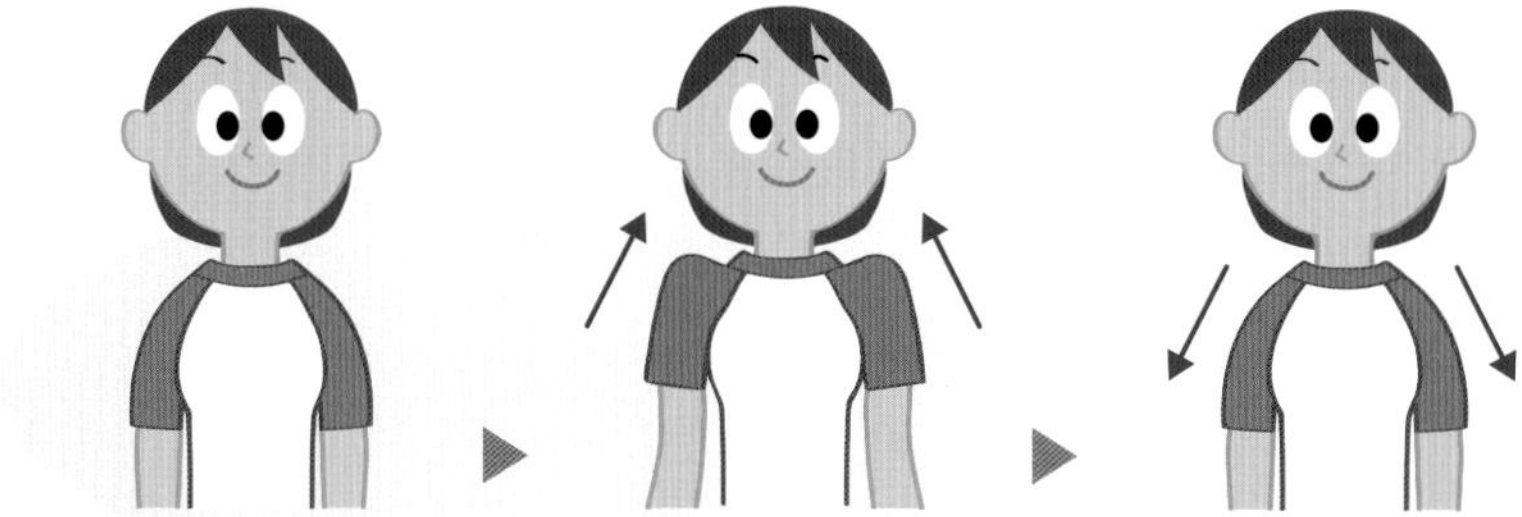

❶ 腕を下ろして、肩の力を抜く

❷ 両肩をギュッと上げる

❸ 両肩の力を抜いてストンと下ろす

※3回行う

首・肩をほぐす

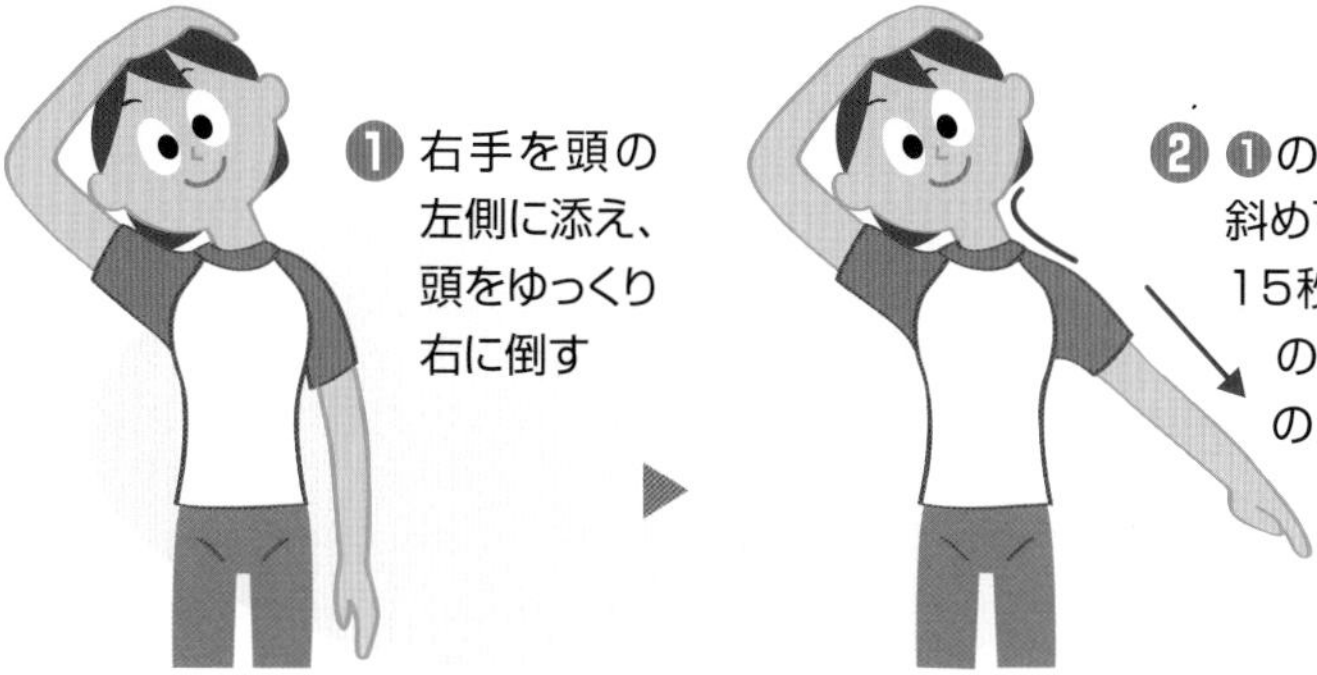

❶ 右手を頭の左側に添え、頭をゆっくり右に倒す

❷ ❶のまま左腕を斜め下に伸ばし、15秒キープ。このとき、左肩の筋肉が伸びるように意識する

※反対側も同様に。3セット行う

ストレス解消を心がける

ストレスや疲れを溜めこまない

ストレスは慢性頭痛を誘発・悪化させる大きな原因とされています。しかし、現代社会はストレス社会ともいわれ、私たちは日々様々なストレスにさらされています。人間関係のトラブル、職場や家庭の問題はもちろん、気温や気圧、騒音や悪臭、満員電車の混雑などもストレスになります。さらに、結婚や出産、進学や昇進などといった喜ばしい出来事も、心身はストレスとして受け止めています。

また、慢性頭痛とストレスは双方向性の関係にあり、頭痛発作そのものの痛みや不安が心理的なストレスとなり、さらに頭痛が悪化するという悪循環に陥ることもあります。

すべてのストレスを回避することはできないので、ストレスはためないようにすること、たまったストレスを上手に解消することが重要になります。

ストレスをためないようにするためには、まずはストレスのサインを見逃さないようにすることです。強いストレスを受けると、頭痛以外にも様々な症状がサインとして現れます。ストレスのサインに早めに気づいて、上手にストレスを解消するようにしましょう。

ストレスを解消する方法は人それぞれですが、肝心なのは、本人がそれを楽しいと感じているかどうかです。苦痛や違和感を感じているとしたら、そこには別のストレスが生じてしまいます。ストレス解消法の見つけ方として、ストレス解消を目的に探すというよりは、興味のあること、やってみたいことに挑戦してみて、結果としてストレスが解消されているというのが理想です。自分に合った、明るく前向きになれる方法を見つけましょう。

ストレスのサインを上手にキャッチしよう

強いストレスがかかると、慢性頭痛の症状以外にも、心身に様々な不調がサインとして現れる。早めに気づき対処しよう

心身に現れるストレスのサイン

眠れない、または
眠りすぎる
食欲がなくなった、または
食べすぎてしまう
お酒の量が
ふえた
イライラ
しやすくなった
胃痛、下痢、便秘
などが続いている
集中力が
低下した
気分が落ち込む
疲れがとれない
やる気が起こらない

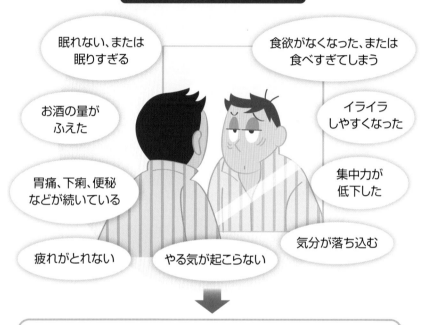

ストレスを上手に解消しよう

ポイントは本人が「楽しい」「やってみたい」と感じること!!

例

近所の公園や商店街を散歩する／家族や親しい友人とおしゃべりする／音楽や映画を楽しむ／読書をする／動物とふれあう／アロマテラピー／ゆっくり入浴を楽しむ／植物を育てる／陶芸や俳句、絵画など、創作活動に打ち込む／野山をハイキングするなど自然に親しむ　など

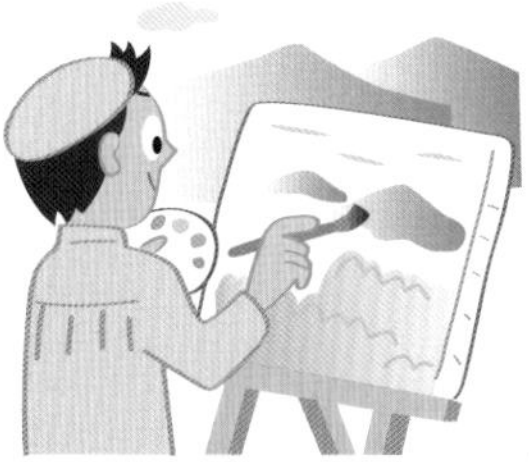

※人混み、音、匂い、強い光や日差しなど、頭痛発作の誘因が明らかな場合は、誘因を避けたストレス解消法を選ぼう

日常生活で避けたいこと

長時間のパソコンやスマホ作業に注意

日常生活では、ちょっとした癖や習慣、環境などが頭痛発作の誘因になっている場合があります。日々の暮らしを振り返り、できるだけ誘因を避けた生活を心がけましょう。

長時間のパソコンやスマートフォンでの作業もその1つです。片頭痛を引き起こす誘因の1つに「光」がありますが、パソコンやスマホなどの液晶画面は強い光を発しています。なかでも「ブルーライト」と呼ばれる光が、とくに頭痛発作を誘発しているという報告もあります。ブルーライトは、可視光線のなかでも強いエネルギーを持つ青色光で、目の奥まで届いて目や脳に影響を及ぼすといわれています。

しかし、今やパソコンやスマホを使わない生活というのは、ほぼ不可能でしょう。片頭痛持ちの人はブルーライトからの刺激を減らすために、ブルーライトを軽減するメガネをかけたり、画面にフィルムを貼ったりするなどの工夫が必要です。また、パソコンやスマホはナイトモードで画面の明るさ(輝度)を変更できるので、暗めに設定するのもよいでしょう。

一方で、長時間のパソコンやスマホ作業は、緊張型頭痛の大きな原因になることもあります。こちらは長時間同じ姿勢を続けること、とくに「うつむき姿勢」などの悪い姿勢を続けることが首や筋肉の緊張を招き、慢性的な頭痛を引き起こします。パソコンやスマホを使うときは、正しい姿勢を心がけ、同じ姿勢を長時間続けないようにします。作業が長時間に及ぶときは、1時間に5~10分程度、作業を休止する時間を設けるようにして、筋肉をほぐすストレッチ（136~137頁参照）を行いましょう。

パソコン・スマホ作業時に注意すること

ポイントはブルーライトのカットと正しい姿勢

パソコン作業

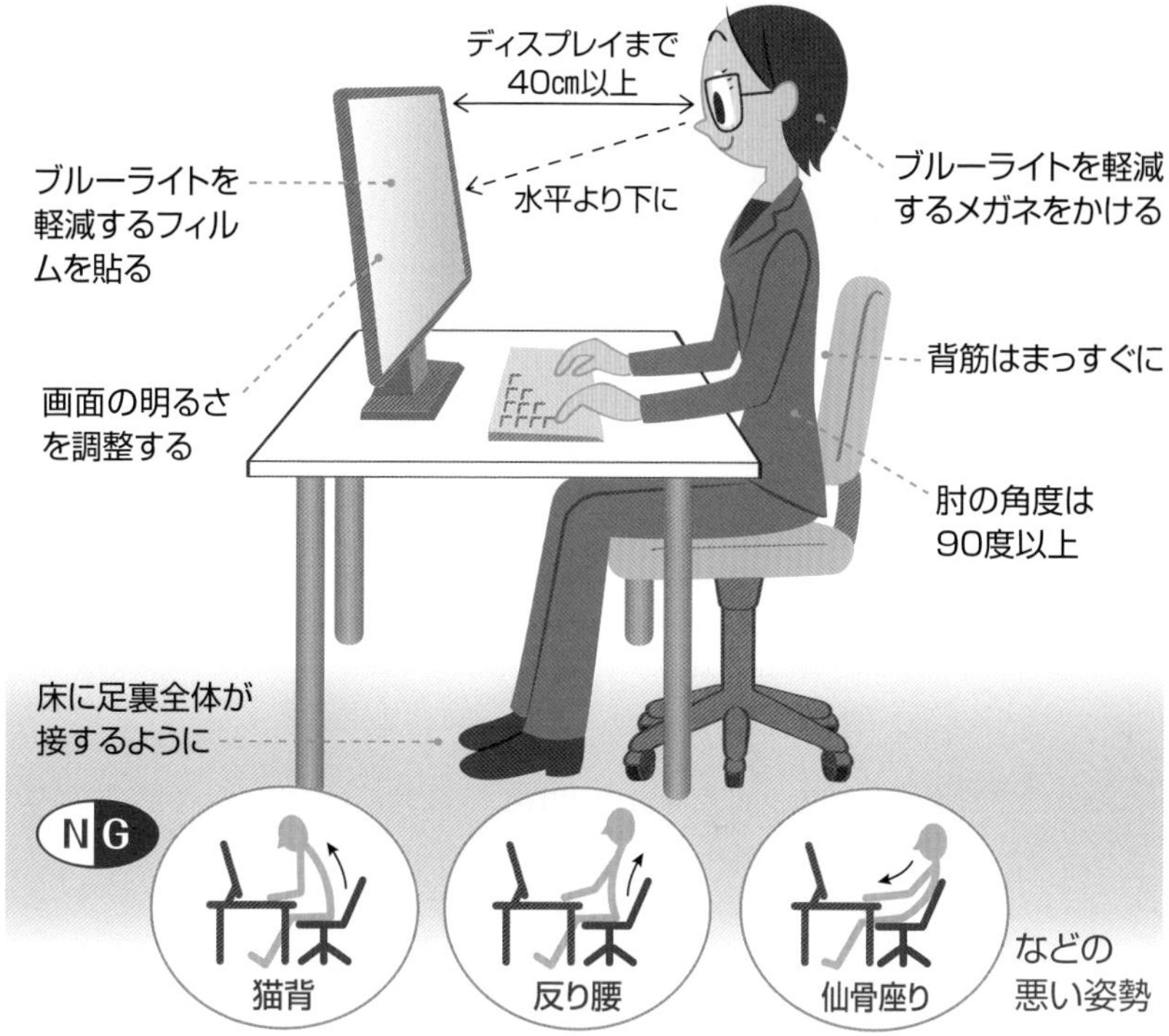
ディスプレイまで
40cm以上
水平より下に
ブルーライトを軽減するフィルムを貼る
画面の明るさを調整する
ブルーライトを軽減するメガネをかける
背筋はまっすぐに
肘の角度は90度以上
床に足裏全体が接するように
NG
猫背
反り腰
仙骨座り
などの悪い姿勢

スマホ作業

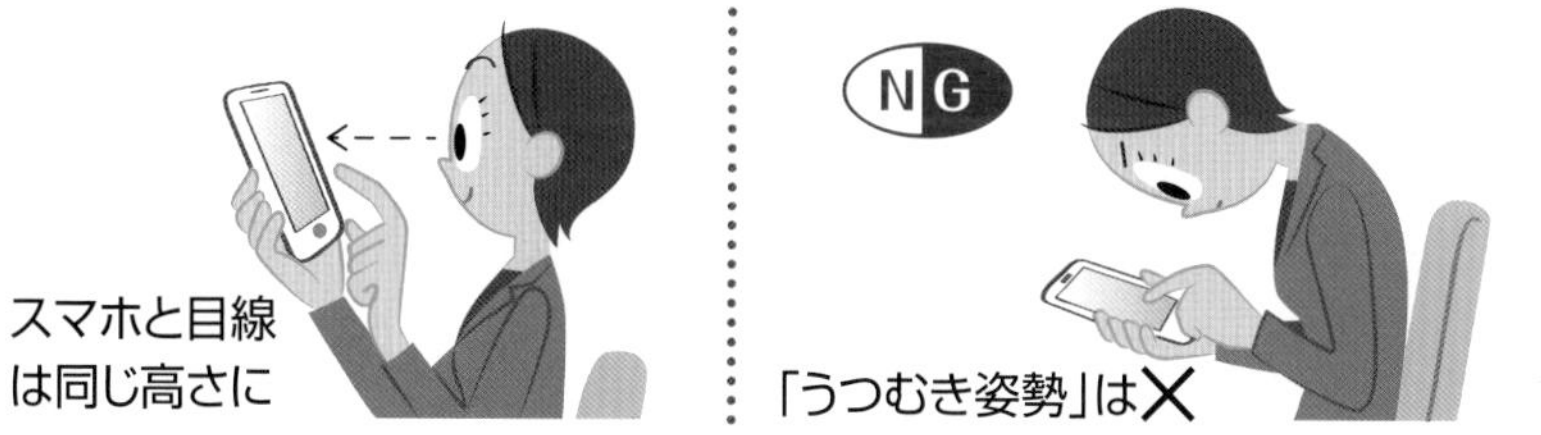
スマホと目線は同じ高さに
NG
「うつむき姿勢」は✕

※どちらの作業も1時間に5～10分程度休憩をとる

外出時に注意したいこと

慢性頭痛の人は、環境の変化にとても敏感です。とくに片頭痛の人は、外出先で遭遇する強い光や大きな音、強い匂い、人混みなどに敏感に反応し、頭痛発作を起こすことがあるので注意が必要です。

例えば、デパートの食料品売り場や化粧品売り場は、あらゆる匂いが入り混じり、健康な人でも苦手だという人がいるものです。匂いに敏感な頭痛持ちの人は、いつ頭痛発作が起きてもおかしくありません。買い物が必要なときは、できるだけ空いている時間帯を選んだり、マスクを着用したりするなどの対策をしましょう。

屋外では、強い日差しや車のヘッドライト、テールライトなどの強い光が頭痛発作の引き金になることがあります。サングラスやつばのある帽子、日傘などで強い光が目に入るのを防ぐようにしましょう。

映画館、コンサート、花火大会なども、大きな音や強い光のリスクが高い場所です。重い片頭痛を抱えている場合、こうした娯楽は自宅でテレビやDVDなどで楽しむようにして、できれば避けた方が無難といえます。

通勤や通学時の満員電車も、頭痛持ちの人にとっては悩みの種かもしれません。しかし、会社や学校へ行かないわけにはいきませんから、少し早起きをして、できるだけラッシュの時間帯を避けるなどの工夫で対処しましょう。

また、通勤や通学では、重いバッグをいつも同じ側の手で持ったり、肩にかけたりしていないでしょうか？　緊張型頭痛の人は、バッグの重さや持ち方が頭痛の原因になっているのかもしれません。バッグに入れるものを整理して、荷物はできるだけ軽くするとともに、バッグは左右交互にかけ替える癖をつけましょう。会社や学校、または自宅に着いたらバッグを置いて、軽いストレッチで首や肩まわりをストレッチするのも頭痛の予防になります。

頭痛発作を避ける工夫その1 ― 外出時

匂い

デパートの食品売り場や
化粧品売り場など

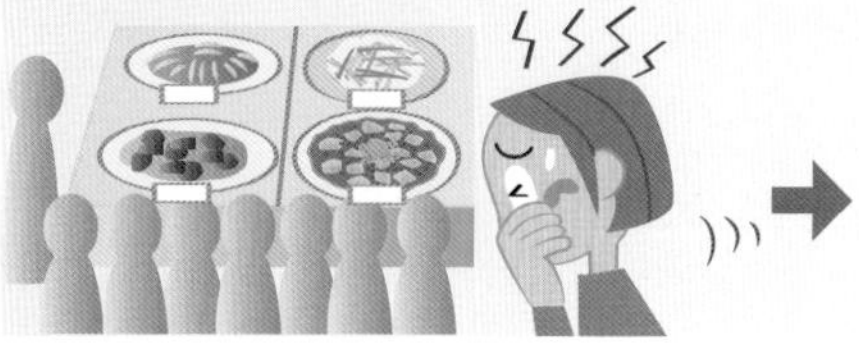

対策

空いている時間帯を選ぶ。
マスクを着用する

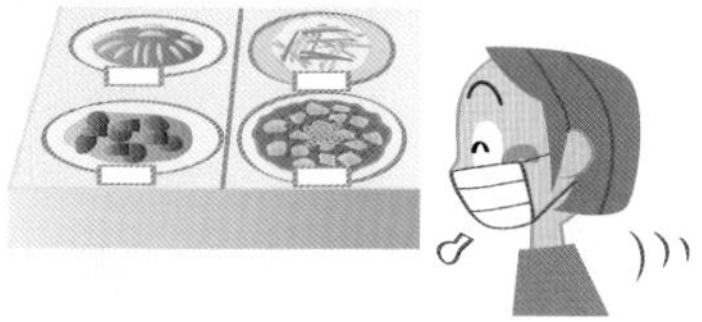

強い光、大きな音

映画などの
大音響

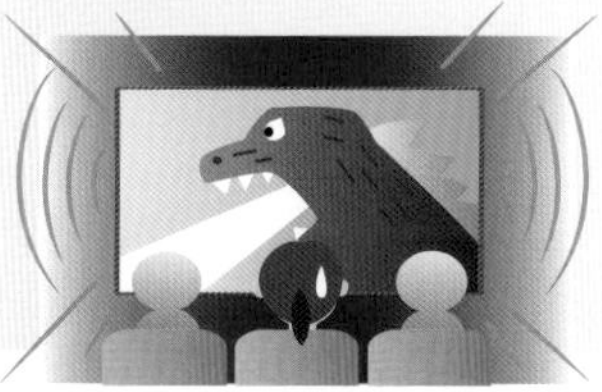

強い日差し
など

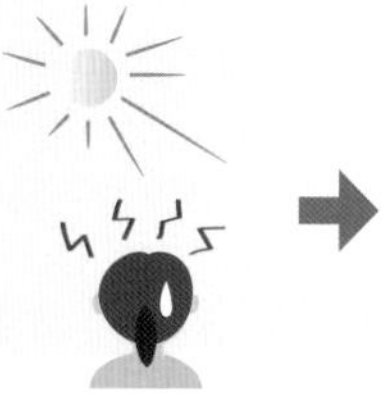

対策

自分に合った
設定でDVD
を楽しむ

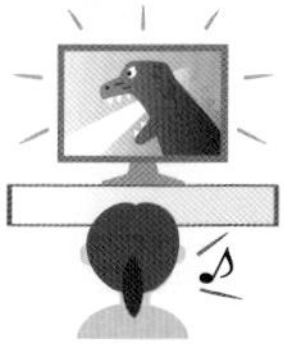

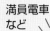

帽子やサング
ラス、日傘な
どを着用する

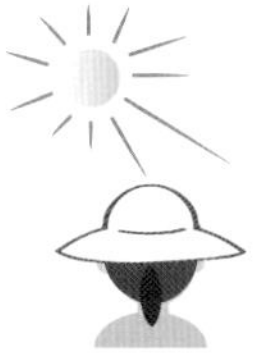

人混み

満員電車
など

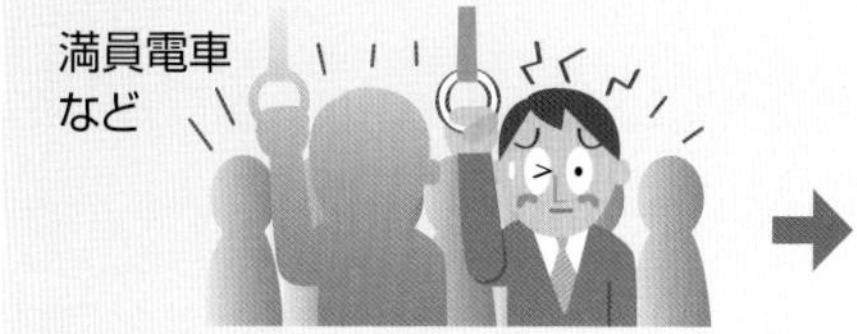

対策

ラッシュの
時間帯を
避ける

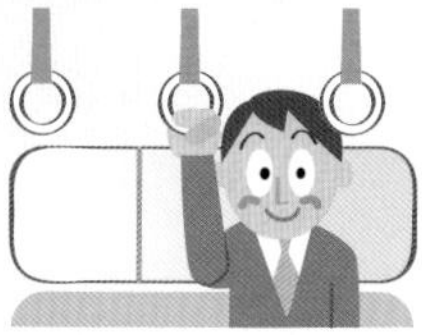

荷物の持ち方

いつも同じ側に
重い荷物を持つ
など

対策

左右交互にかけ
替える。できれば
荷物を軽くする

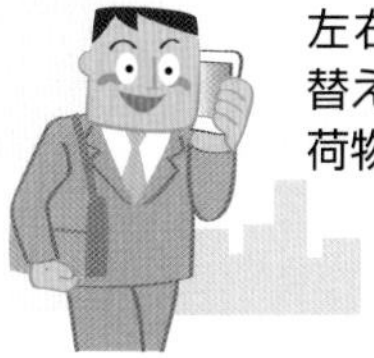

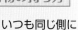

家の中にもひと工夫

慢性頭痛の人は、自宅の室内の環境もチェックしてみましょう。光、匂い、室温などが頭痛発作の誘因になっているかもしれません。

室内の壁紙や家具などの色を真っ白で統一していると、日差しや照明の光が反射して、片頭痛の人にはまぶしすぎる場合があります。壁紙やカーペット、家具やカーテンなどのインテリアは、ややくすんだグレー系など、落ち着いた色調にするのがおすすめです。

ただし、カーテンは、まぶしさを避けるためにと遮光カーテンを選ぶのは逆効果です。朝、暗い室内でカーテンを開けたときに、急に強い太陽光が目に飛び込んでくるからです。起床時は、低血糖状態でただでさえ血管が拡張して頭痛発作が起きやすくなっています。室内の明暗差を少なくするためにも、カーテンはうっすらと陽の光を通す素材のものを選ぶようにしましょう。

室内の照明も、明るすぎるものは避けるようにします。また、片頭痛の人は、蛍光灯の微妙なちらつきを不快に感じることがあります。白熱電球や淡い色合いのLED電球による間接照明にするなど、光刺激はできるだけ少なくしましょう。

片頭痛の人は、匂いにも敏感に反応します。芳香剤や消臭剤のほか、洗濯物を室内に干す場合は洗剤や柔軟剤の匂いにも注意が必要です。不快に感じる匂いのものは避けるべきですが、そもそも強い匂いのものは置かない方が無難といえます。また、こまめに換気をして、室内に匂いがこもらないようにすることも大切です。

室温の調節は、すべて慢性頭痛の人が気をつけたいポイントです。室温は、冷やしすぎても血流が悪くなって頭痛が起こりやすくなり、暖めすぎても血管が広がって頭痛が起こりやすくなります。心地よく過ごせる室温を保つようにしましょう。

頭痛発作を避ける工夫その2 — 室内環境

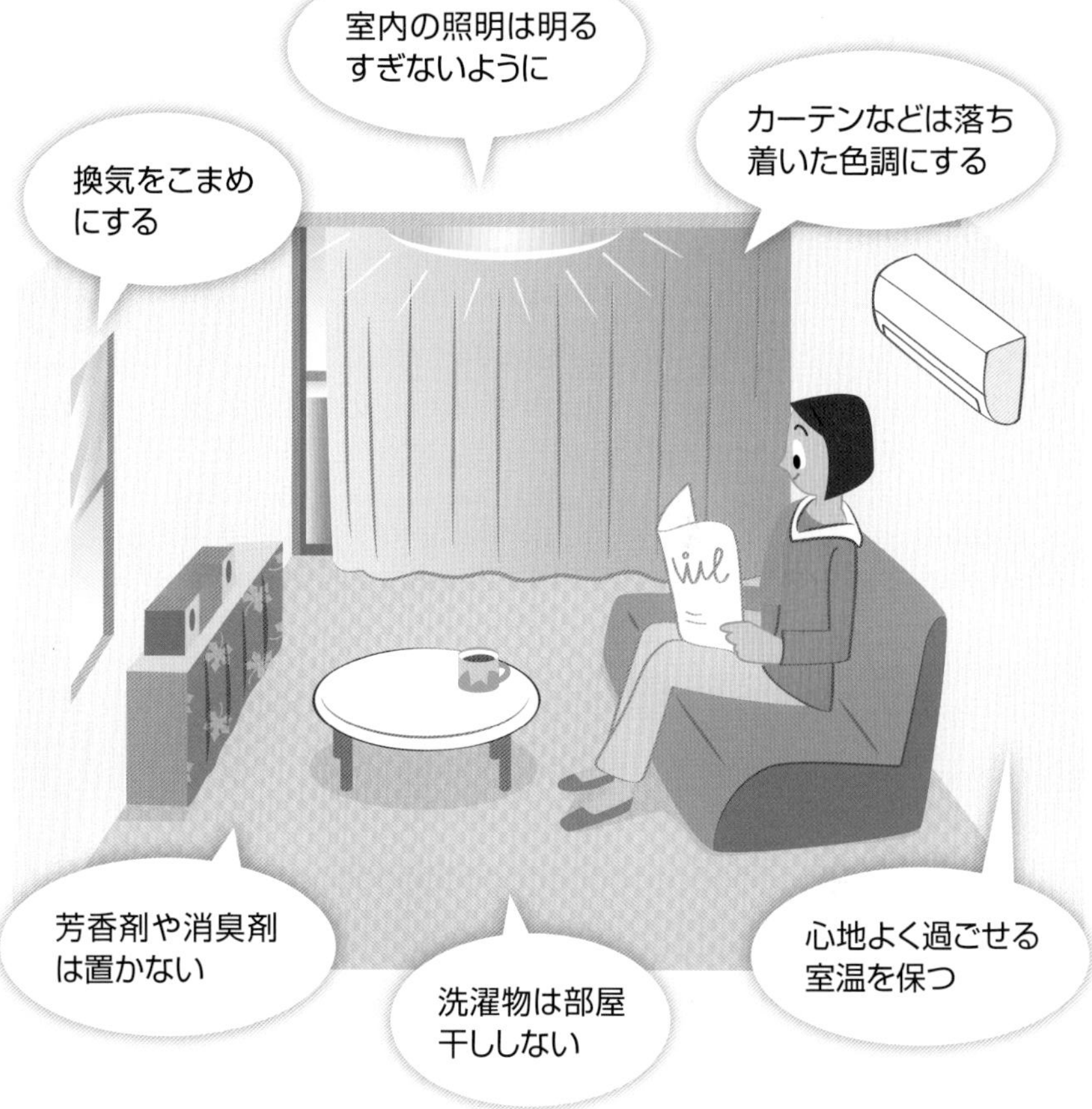
室内の照明は明るすぎないように
換気をこまめにする
カーテンなどは落ち着いた色調にする
芳香剤や消臭剤は置かない
洗濯物は部屋干ししない
心地よく過ごせる室温を保つ

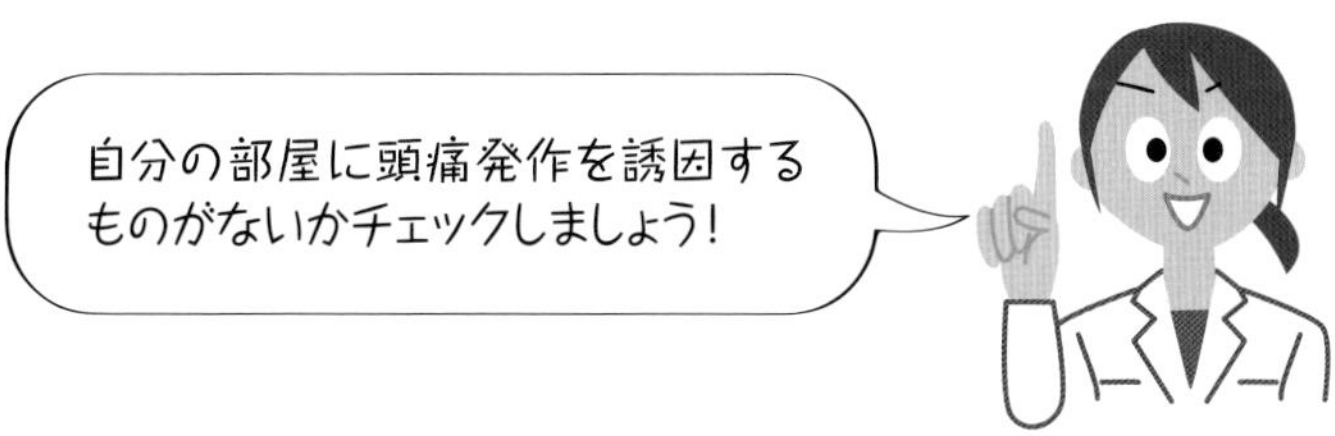

子どものために気をつけること

子どもの発症サインを見逃さない

子どもに頭痛が起きたとき、自分で症状を正確に伝えるのは難しいものです。頭痛持ちのお子さんがいる家庭では、親が子どもの頭痛のサインをいち早くキャッチし、対処することが大切になります。

子どもの頭痛で多いのは片頭痛ですが、子どもの片頭痛にも予兆や前兆がみられることがあります。「いつもは元気な子どもが静かになる、または疲れているように見える」「明らかに顔色が悪い」「あくびが多い」「集中力がない」「気分が変わりやすい」などは、親が気づくことのできる予兆です。そして、このとき子ども本人は、首のこりを感じていたり、周囲の景色が霧がかったようにぼんやり見えていたり、強い光や大きな音を不快に感じていたりするものです。親が子どもの予兆をキャッチしたら、「首のあたりが痛くない？」「光をまぶしく感じない？」などと声をかけて、子どもが予兆のようなものを感じていないか確認してみてください。

また、子どもの片頭痛の前兆は、発作が始まる5〜60分前から起こるといいます。前兆がある場合は、そのほとんどで閃輝暗点が起きています。ギザギザ模様が見えたり、視界に光の点や線が見えたりと、見え方には個人差がありますが、閃輝暗点があることを確認したら、子どもを休ませる準備をしましょう。

実際に頭痛が始まると、子どもは食欲がなくなったり、暗く静かな部屋に行って休もうとするはずです。親は「頭が痛いんだね、冷やそうか？　それと照明やテレビを消そうか？」などと声をかけ、子どもの頭痛を受け止めていることを伝えましょう。子どもはそれだけでも安心し、気持ちが楽になるものです。

子どもの頭痛　予兆と前兆は？

親が見てわかる予兆・前兆

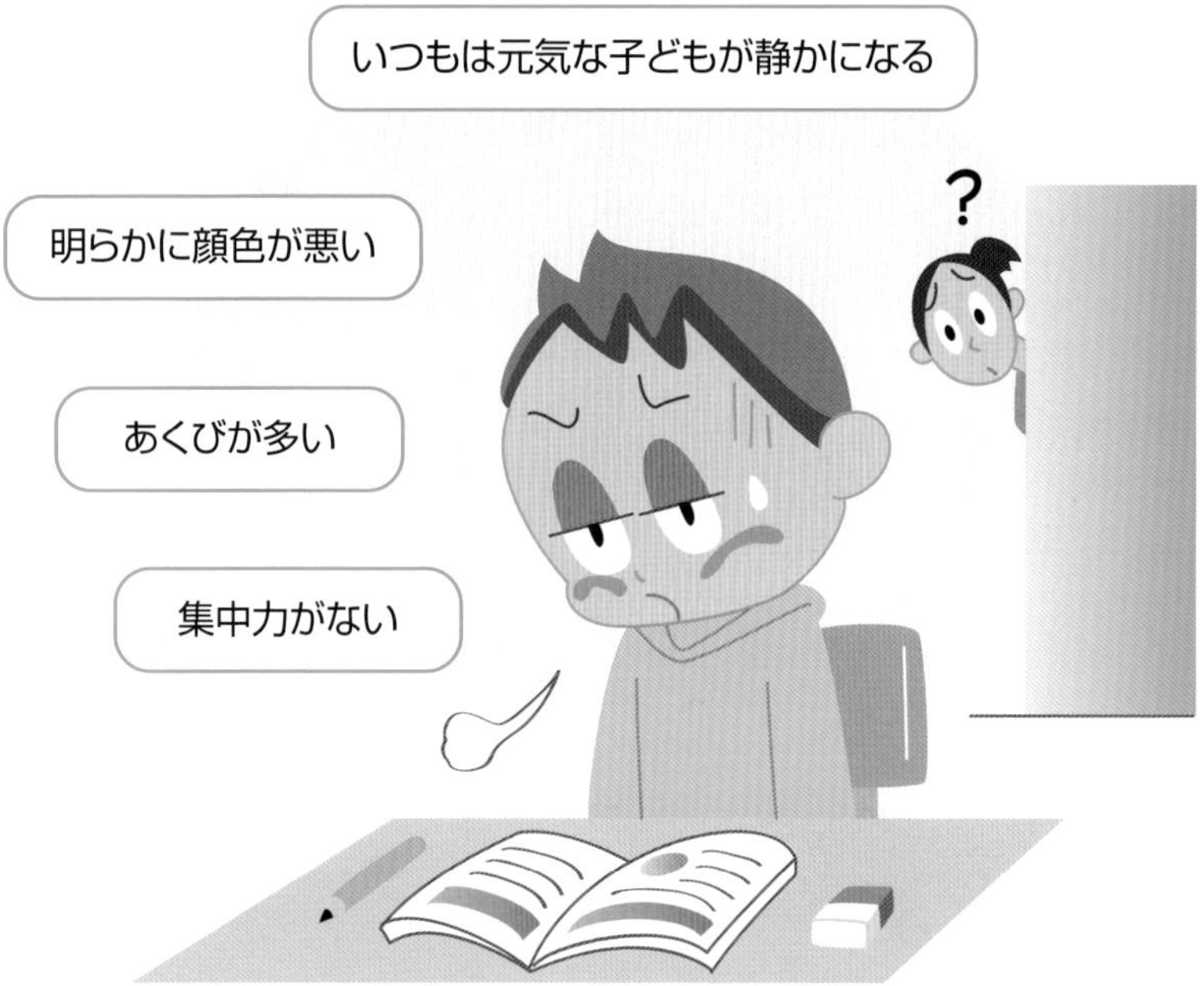
いつもは元気な子どもが静かになる
明らかに顔色が悪い
あくびが多い
集中力がない

子ども本人が感じる予兆・前兆

閃輝暗点

閃輝暗点イメージ

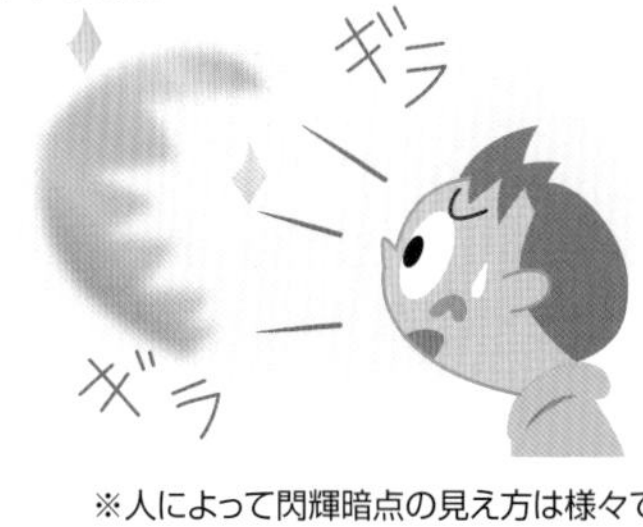

※人によって閃輝暗点の見え方は様々です

周囲の景色がぼやけて見える。
そのほか、首のあたりが痛むなど

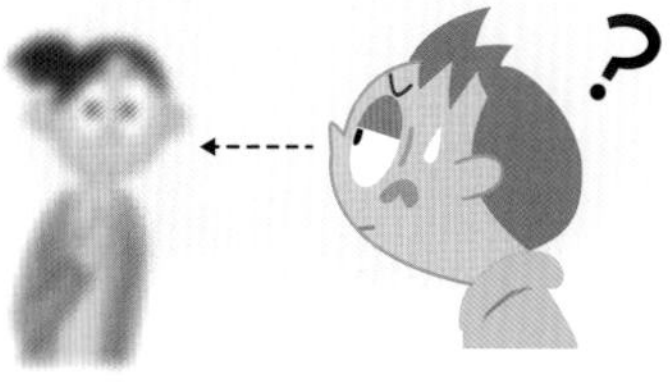

テレビやゲームの時間を管理する

子どもの頭痛にも、頭痛発作を誘発する因子がありますが、子どもが自らそれらを回避できるとは限りません。

子どもの頭痛の誘因としてとくに注意したいのが、テレビやパソコン、ゲームなどの画面の視覚刺激です。これらの画面から発せられるブルーライトは、光刺激となって頭痛発作を誘発するだけでなく、体内時計を狂わせて睡眠不足の一因になることもあります。睡眠不足がすべての慢性頭痛の誘因であることは言うまでもありません。

最近は、パソコンやスマホのゲームもオンライン化し、インターネットを通じて国内はおろか、世界中の仲間と対戦したり、協力したりして遊ぶことができるようになっています。子どもは夢中になると歯止めが効かず、深夜になってもゲームを続けていることがあります。こうなると、子ども自らが時間をコントロールするのは、ほぼ不可能でしょう。

ゲームやテレビの時間は、親が子どもと一緒にルールを決めて管理する必要があります。ただ、オンラインゲームは、子ども同士で時間を決めて遊ぶことが多いので、事前に「うちには、こんなルールがある」ということを友だちに伝えて、約束をさせるようにするとよいでしょう。そして、ルールを破ったらゲームは使用禁止にするなどの取り決めをしておくと、なお効果的です。

もう1つ、子どもの頭痛で注意したいのが、子どものスケジュールの詰め込みすぎです。通常、子どもの頭痛は平日に起きやすいのですが、学校や塾、習い事で平日のスケジュールが過密になると、緊張が解けた週末に頭痛発作が起こりやすくなります。週末に症状が出やすい場合は、1週間のスケジュールが過密になっていないかを確認し、子どもが無理なく楽しく生活できることを意識してあげるようにしてください。

子どもから誘発因子を回避させよう

親が注意したい誘発因子はおもに2つ

1 テレビ、パソコン、ゲームなどの過剰な視覚刺激

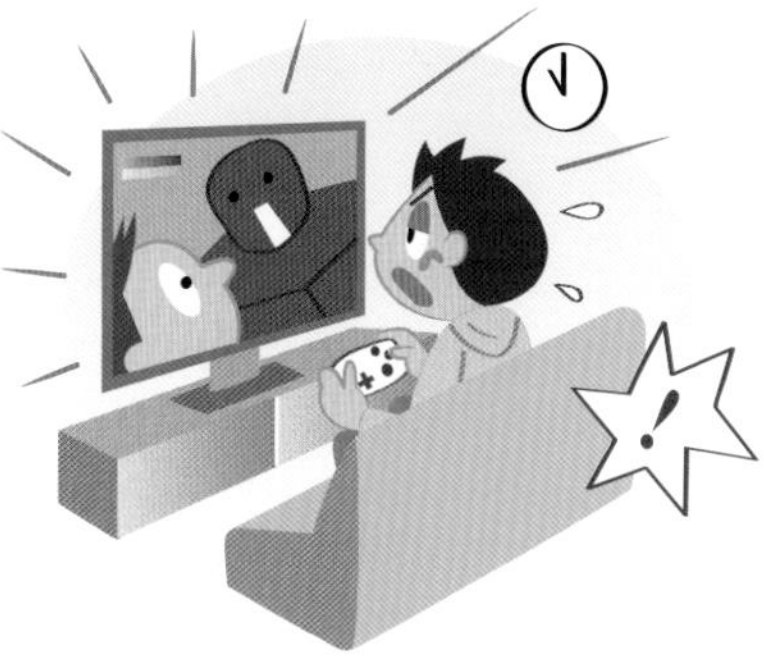

対策

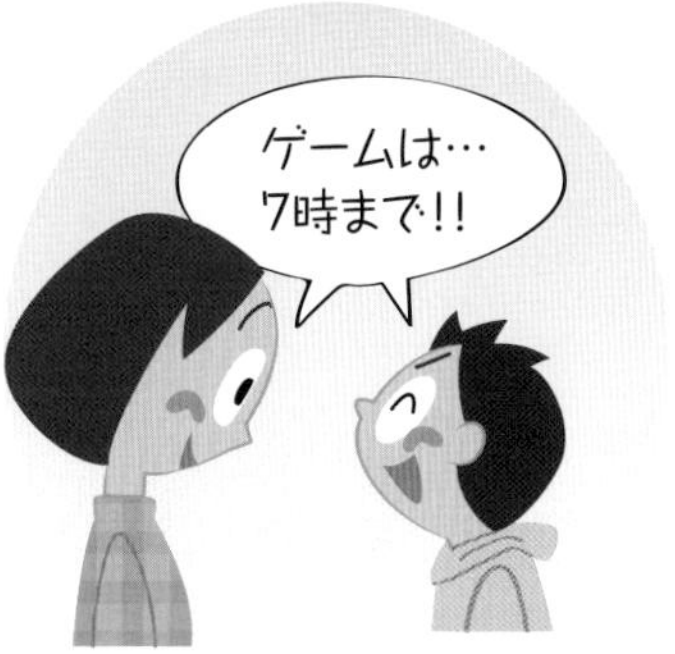
ゲームは…
7時まで!!

ゲームやテレビの時間のルールを一緒につくる

2 子どものスケジュールの詰め込みすぎ

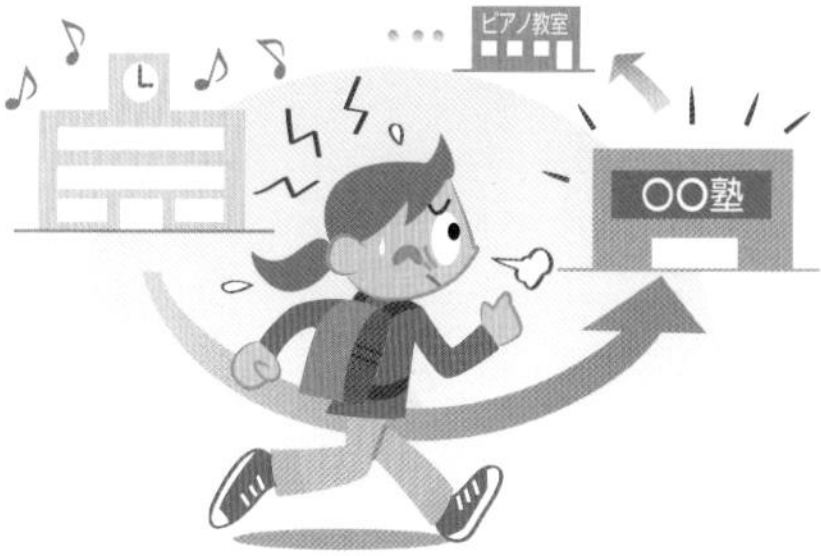
ピアノ教室
○○塾

対策

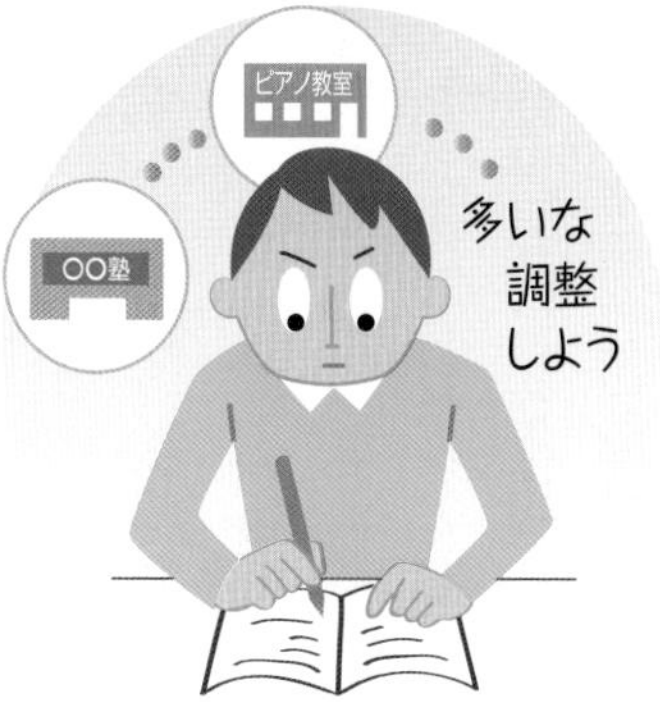
ピアノ教室
○○塾
多いな
調整
しよう

スケジュールが過密になっていないか確認する

学校などとの連携

頭痛が原因で学校を休んでしまったり、授業に集中できなかったりと、子どもの頭痛は学業にも大きな影響を及ぼすことがあります。学校側が頭痛のことを正しく理解していないと、「不登校」または「怠けているだけでは…?」などと誤解することもあるかもしれません。実際に、子どもが学校で頭痛を訴えて保健室を訪れた場合、「ベッドで寝かせるが、長く寝ている場合は途中で起こす」といった対応をしている学校が少なくないといいます。しかし、片頭痛は階段の上り下りや下を向くなど、日常の動作で痛みが増強します。頭痛がある程度治まるまでは、暗くした静かな場所で、横になって休ませることが必要不可欠の対応です。子どもに寄り添った対応をしてもらうためにも、担任の先生や養護の先生との連携を密にしておくことが大切です。

また、学校の保健室では原則、子どもに市販薬を与えることはできませんが、子どもが処方薬を持参し自分で服用できる場合、その薬を飲むことができます。子どもにトリプタン製剤などの処方薬を持たせておけば、いざというときに学校で薬を飲むことができます。ただ、トリプタン製剤などの薬は頭痛が起き始めてすぐに飲むのが効果的とされています。授業中に頭痛発作が起こり始めた場合、授業の終わりを待たずにすぐに薬を飲むためには、やはり担任の先生や養護の先生の理解が必要になります。

また、学校側に子どもの頭痛が病気であることや、その対処方法（低血糖対策として子どもにぶどう糖のアメを持たせる等）を正しく理解してもらい、適切に対処してもらうためにも、まずは頭痛外来を受診し、診断書を書いてもらうのが先決です。診断書を提示しながら、わが子の頭痛にはどのような症状がみられるのか、何が誘因になるのか、どう対処すればよいのかなどを説明すれば、先生方も理解しやすいでしょう。

子どもの頭痛は保護者と学校の理解が不可欠

適切な対応をしてもらうために、担任の先生や
養護の先生と連携しておくことが大切

ポイントはおもに2つ

1 診断書を提出し、学校側にわが子の頭痛を正しく理解してもらう

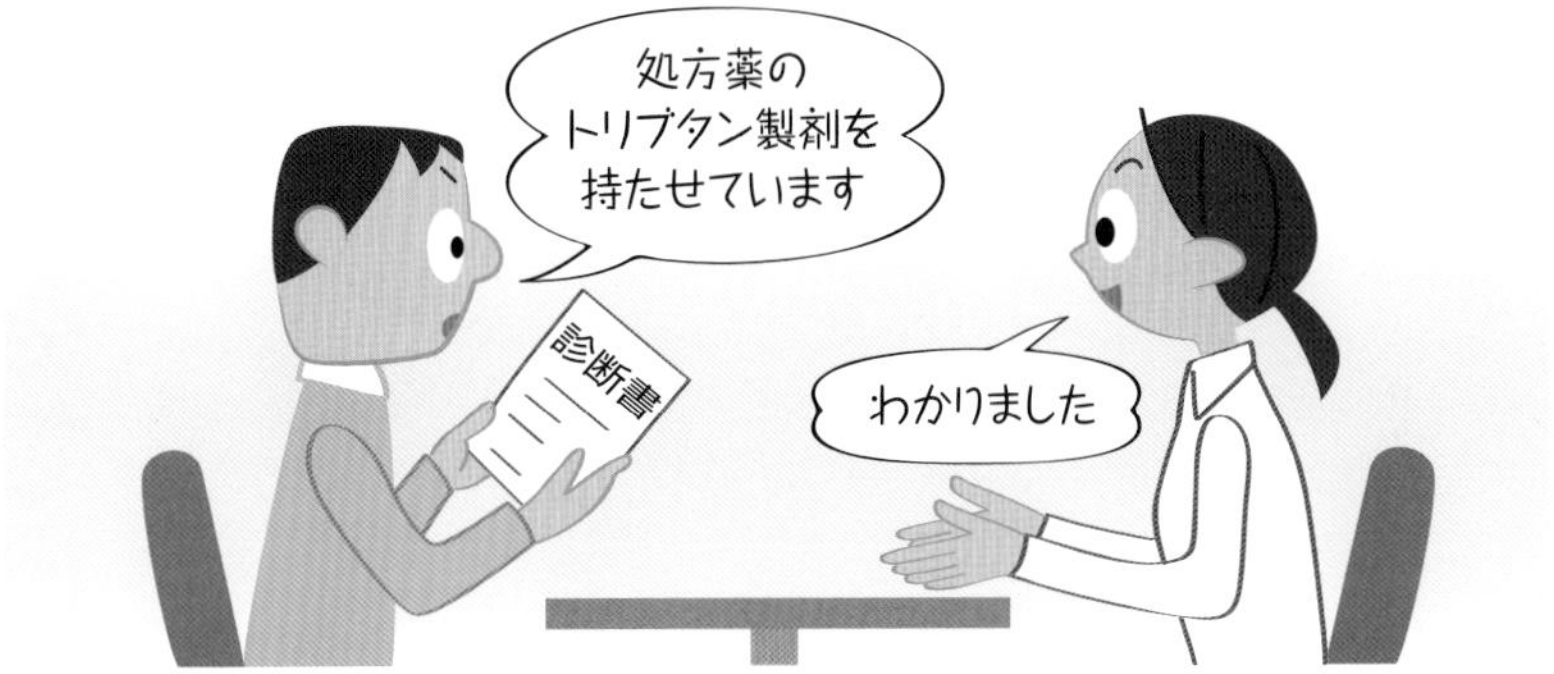
処方薬の
トリプタン製剤を
持たせています
診断書
わかりました

2 わが子の頭痛の症状、誘因を事前に伝えておく

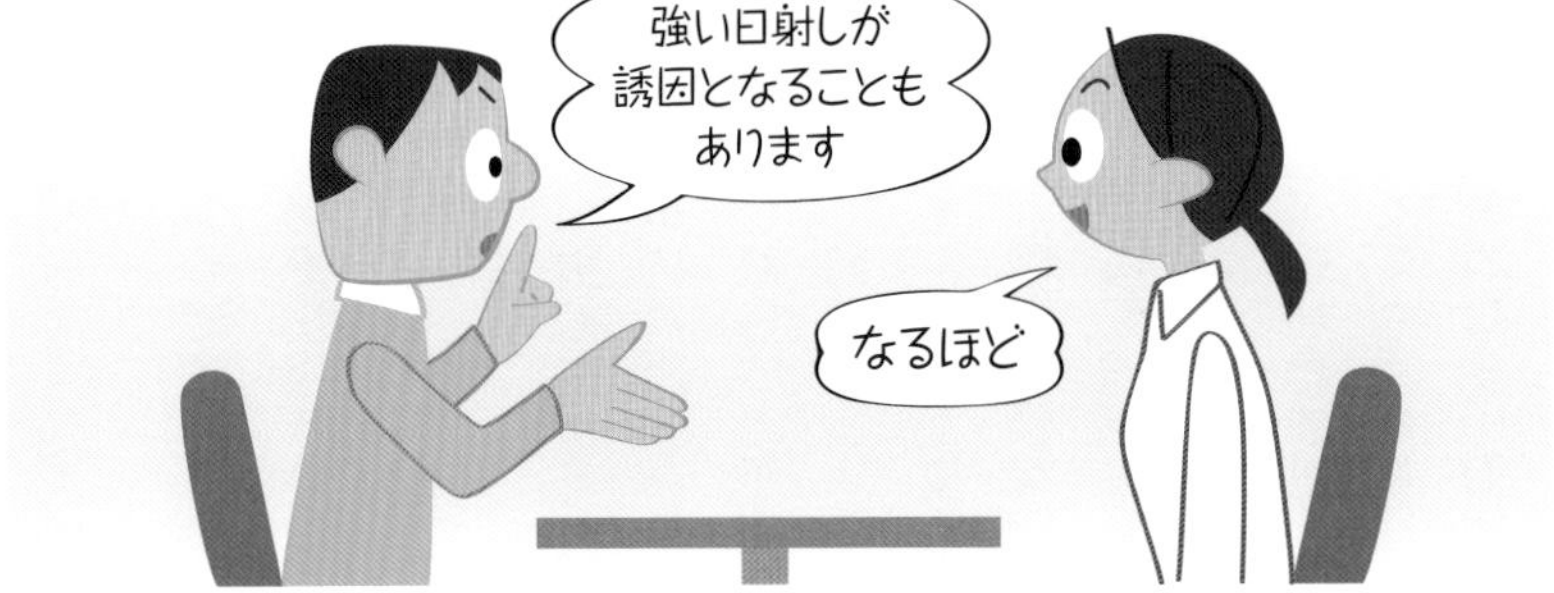
強い日射しが
誘因となることも
あります
なるほど

薬の飲み方で気をつけること

安心・安全に使用するには

薬を服用する場合、まず気をつけたいのは、薬を飲むタイミングです。緊張型頭痛は、「頭が痛いな」と感じたらすぐに薬を服用しましょう。多くは、それで症状が治まります。タイミングが難しいのは片頭痛の場合です。急性期治療薬として処方されるトリプタン製剤は、予兆や前兆を感じたときに服用するのが望ましいとされています。予兆や前兆は人それぞれですが、「目の前にチカチカ光が出る」「突然、生あくびがくり返し出る」「下を向くと頭がモワッとする」「異常なくらい空腹感を感じる」「吐き気がするほど肩がこる」「体がむくんでいるように感じる」などが挙げられます。トリプタン製剤は、飲むタイミングが早すぎても、遅すぎても十分な効果は得られないため、タイミングを逃さないよう注意が必要です。どうしても服薬のタイミングが遅れがちになる際には、ラスミジタンの追加投与もしくは単独投与への変更を検討してもらいましょう（子どもでは15歳以上に限る）。

市販の鎮痛薬を使う場合も、飲むタイミングは同じです。緊張型頭痛は、痛み出したらすぐに飲む、片頭痛は、頭が痛くなるかもしれないと予兆を感じたら、その時点で飲むと覚えておきましょう。

薬を服用するときは、他の薬と成分が重複しないよう注意することも重要です。腰痛で鎮痛薬を飲んでいるのに、頭が痛いからとさらに鎮痛薬を服用したり、頭痛で鎮痛薬を飲んでいるのに、風邪気味だからと風邪薬を服用したりしてはいけません。

なお、鎮痛薬の使用は、多くても月に10回以内に止めるようにしてください。それ以上の服用は、薬剤の使用過多による頭痛の原因となります。

薬を飲むタイミングに注意！

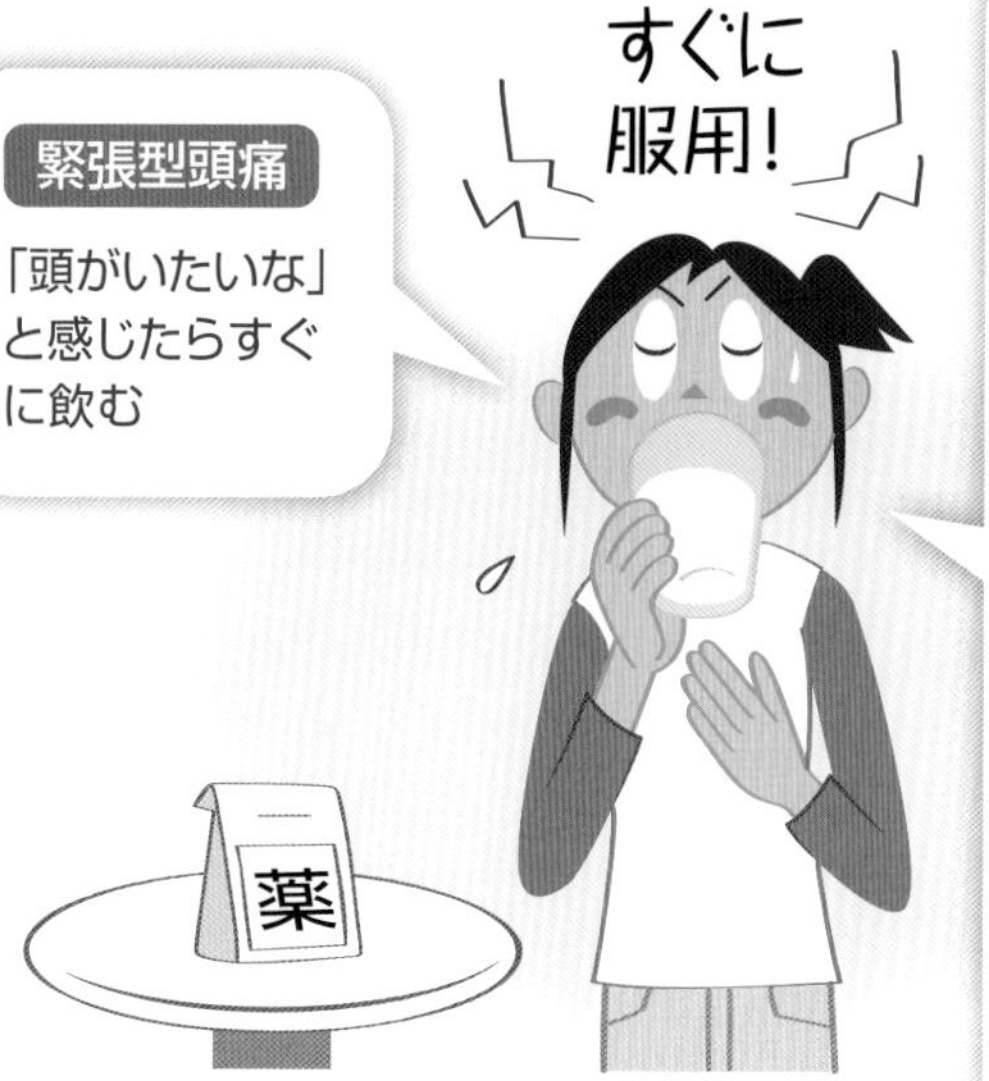
すぐに
服用！
薬

緊張型頭痛

「頭がいたいな」と感じたらすぐに飲む

片頭痛

予兆や前兆を感じたら、その時点で飲む

- 異様なまぶしさのあとに、目の前にチカチカ光が出る
- 突然、生あくびがくり返し出る
- 下を向くと頭がモワっとする
- 首すじのうしろに違和感を感じる
- 異常なくらい空腹感を感じる
- 吐き気がするほど肩がこる
- 体がむくんでいるように感じる

服用の際に注意すること！

薬の成分の重複に注意！

- 腰痛で鎮痛薬を服用
  ▼
  頭痛で鎮痛薬を服用
- 頭痛で鎮痛薬を服用
  ▼
  風邪気味で風邪薬を服用

鎮痛薬の使用過多に注意！

鎮痛薬を使用するのは、月に10回以内に。使用過多による頭痛につながることがある

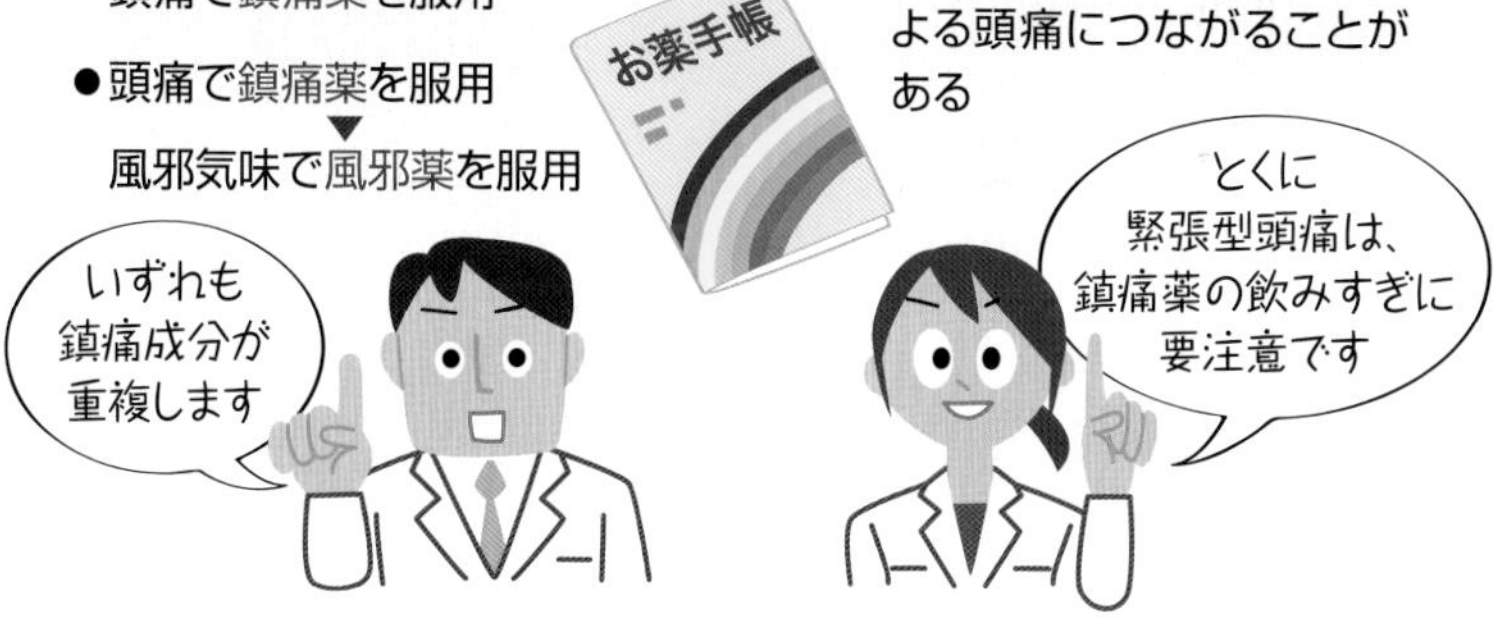
お薬手帳
いずれも
鎮痛成分が
重複します
とくに
緊張型頭痛は、
鎮痛薬の飲みすぎに
要注意です

頭痛ダイアリーの活用方法

頭痛の予防・改善につながるヒントがいっぱい

本章では、頭痛をコントロールする生活術について述べてきましたが、自身の頭痛を管理するのに役立つのが、116・117頁でも紹介した「頭痛ダイアリー」です。

頭痛ダイアリーには、日付とともに、頭痛が起きた時間帯、痛みの程度、薬の服用の有無、日常生活への影響度などを、記号を使って記入できるようになっています。長々と文章で綴る必要がないので、記入するのに手間がかからず、毎日の習慣としても負担がかかりません。

また、メモ欄には、その日にあった出来事や考えられる誘因、補足しておきたい症状や予兆や前兆などを書き込めるので、自身の頭痛のタイプや特徴を正確に把握することができます。

頭痛ダイアリーを長く続けていると、薬剤療法や生活指導の効果も見えてきます。頭痛発作の誘因がわかると、同じ誘因による頭痛発作は少なくなってくるでしょう。薬を飲むタイミングも、ダイアリーを見返して学んで行けば、最適なタイミングが見つかり、効果も上がるはずです。頭痛をコントロールするとは、まさにそういうことです。

頭痛ダイアリーは頭痛の状況を把握するだけでなく、治療の励みにもつながります。また、日本頭痛学会などが監修を務める『頭痛の診療ガイドライン2021』では、慢性頭痛への有用性が認められているツールでもあるのです。

慢性頭痛は、残念ながら1回の治療で完治するものではありません。長い付き合いになる病気なので、頭痛ダイアリーをその軌跡として、積極的に活用してみてください。

記入例

頭痛の程度

頭痛の程度を3段階で記載してください。

┼┼┼ 重 度

┼┼ 中程度

┼ 軽 度

日常生活への影響度

┼┼┼ 何も手につかず、横にならなければならない

┼┼ 仕事・学校・家事の能率が通常の半分以下である

┼ 頭痛はあるが、日常生活に大きな支障はない

日付	生理		頭痛の程度 午前	午後	夜	影響度	メモ（頭痛のタイプ、吐き気、前ぶれ、誘因など）
6/8（月）		痛	—	┼┼	┼┼	┼┼	(重)(は)前ぶれあり
		薬		(薬1)			孫と外出し、人混みで吐き気、頭痛。
6/9（火）		痛	┼┼	┼┼	┼	┼┼┼	朝から1日中頭痛。
		薬	(薬1)	(薬1)	(薬1)		薬は夜から効き始めた。
6/10（水）		痛	┼			┼	朝、少し頭痛がしたが、
		薬					午後からはなし。
／		痛					

生理のあった期間に線を引いてください

1日の出来事や状態などをお書きください

飲んだ薬の略称と服薬した数、効果を記載してください
例：効いたら○で囲む、やや効いたら△をつける

症状のマーク

(脈)…脈打つ痛み　(は)…はき気
(重)…重い痛み　(吐)…嘔吐

薬の記載の略称

バ…バファリン®　イ…イミグラン®
ゾ…ゾーミッグ®　レ…レルパックス®
マ…マクサルト®　ア…アマージ®

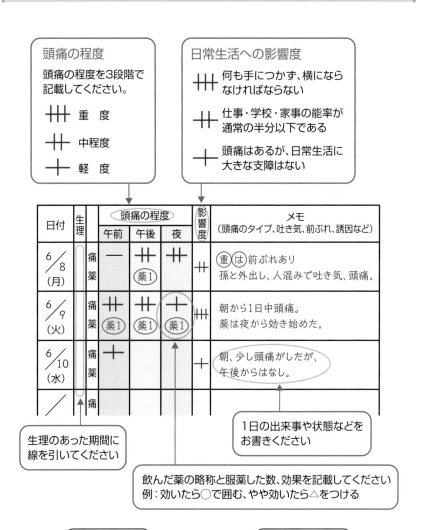

◆頭痛ダイアリー◆

年　　月　　日～　　月　　日／担当医：

名前：　　　　　　　　　　歳　　男・女

日付	生理		頭痛の程度			影響度	メモ（頭痛のタイプ、吐き気、前ぶれ、誘因など）
			午前	午後	夜		
／ ( )		痛 薬					
／ ( )		痛 薬					
／ ( )		痛 薬					
／ ( )		痛 薬					
／ ( )		痛 薬					
／ ( )		痛 薬					
／ ( )		痛 薬					
／ ( )		痛 薬					
／ ( )		痛 薬					
／ ( )		痛 薬					
／ ( )		痛 薬					
／ ( )		痛 薬					
／ ( )		痛 薬					
／ ( )		痛 薬					
／ ( )		痛 薬					
／ ( )		痛 薬					

日付	生理		頭痛の程度				メモ（頭痛のタイプ、吐き気、前ぶれ、誘因など）
			午前	午後	夜		
／ ( )		痛 薬					
／ ( )		痛 薬					
／ ( )		痛 薬					
／ ( )		痛 薬					
／ ( )		痛 薬					
／ ( )		痛 薬					
／ ( )		痛 薬					
／ ( )		痛 薬					
／ ( )		痛 薬					
／ ( )		痛 薬					
／ ( )		痛 薬					
／ ( )		痛 薬					
／ ( )		痛 薬					
／ ( )		痛 薬					
／ ( )		痛 薬					

自由記入欄（上記に書ききれなかったこと、薬の効果、副作用等についてお書きください。）

コピーしてお使いください。

参考文献

●マンガでわかる 頭痛めまい耳鳴りの治し方（新紀元社）
【監修】清水 俊彦
●頭痛は消える。（ダイヤモンド社）
【著者】清水 俊彦
●おとなの頭痛を治す本（角川学芸出版）
【著者】清水 俊彦
●こどもの頭痛を治す本（角川学芸出版）
【著者】清水 俊彦
●頭痛外来へようこそ（保健同人社）
【著者】清水 俊彦
●頭痛に負けない暮らし方（マガジンハウス）
【監修】清水 俊彦
●頭痛女子のトリセツ（マガジンハウス）
【著者】清水 俊彦
●図解 専門医がサポートする！しつこい頭痛をぐんぐん解消させる！最新治療と正しい知識（日東書院）
【監修】清水 俊彦
●子どもを頭痛から守る（労働教育センター）
【監修】清水 俊彦
● medicina 2022 年 12 月号 令和の頭痛診療 プライマリ・ケア医のためのガイド（医学書院）
【企画】竹島 多賀夫
●頭痛の診療ガイドライン 2021 ダイジェスト版（医学書院）
【監修】日本神経学会・日本頭痛学会・日本神経治療学会 【編集】「頭痛の診療ガイドライン」作成委員会
●慢性頭痛の診療ガイドライン 2013（医学書院）
【監修】日本神経学会・日本頭痛学会
●日本初の頭痛専門クリニックが教える 最新 頭痛の治し方大全（扶桑社）
【著者】丹羽 潔
●頭痛外来ガイド エキスパート解説 & 専門医も驚くトリビア（新興医学出版社）
【著者】丹羽 潔・武藤 芳照

索引

■監修
清水 俊彦（しみず・としひこ）
東京女子医科大学 評議員
脳神経外科 頭痛外来 客員教授
1986年日本医科大学、1992年東京女子医科大学大学院卒業。2011年より現職。日本脳神経外科学会認定医、米国National Headache Foundation認定医、日本頭痛学会認定指導医。
汐留シティセンターセントラルクリニック頭痛外来ほか多数の病院で、1日平均約200人の患者を診察する頭痛治療の第一人者。学会活動をはじめ、NHK『きょうの健康』、『クローズアップ現代』などテレビ出演も多い。『頭痛は消える。』（ダイヤモンド社）をはじめ、頭痛関連の著書多数。

ウルトラ図解 おとなと子どもの頭痛

2024年2月26日 第1刷発行

監修者	清水 俊彦
発行者	東島 俊一
発行所	株式会社 法研 〒104-8104 東京都中央区銀座1-10-1 http://www.sociohealth.co.jp
印刷・製本	研友社印刷株式会社

0101

ISBN978-4-86756-088-4 C0377 定価はカバーに表示してあります。